ワークシートで
指導と評価がラクラクできる！

臨地実習指導
サポートブック

著 足立 はるゑ・堀井 直子

改訂
2版

ワークシートが
ダウンロードできる！

MC メディカ出版

本書「臨地実習指導サポートブック」を発刊して以来、10年余が経過しました。

　看護教育にとって重要な臨地実習は授業科目に位置づけられており、指導者は単に看護の経験が豊富であればよいというものではなく、その資質が問われるようになりました。したがって、教育の概念、指導方法、指導計画、評価法等教育の基本を踏まえた臨地実習指導が保証される必要があります。そのため、本書は参考書としてのイメージしやすさを考慮し、具体的な指導計画の立案を中心とした実習指導の初心者用の参考書として発刊しました。

　今回、初版発刊から10年余を経過し、看護教育を取り巻く環境の変化に伴い改訂の必要性を感じ、内容の充実および今日的課題を視野に入れ改訂2版を発刊するに至りました。

　主な変更点は以下となります。

1. 第1章の2＜カリキュラム改定＞の内容を、2022年4月から適用されている「保健師助産師看護師学校養成所指定規則」の改正に変更。

2. 第3章の4＜患者教育を行う学生のサポート＞の後半に、表4として具体的な「患者教育活動計画書の記入例」を追加。

3. 第4章＜臨地実習における評価＞に、看護教育に浸透しつつある「ルーブリック評価」を追加。

4. 第5章に新型コロナウイルス感染症の拡大による看護教育への影響を鑑み、新たな章として「新型コロナウイルス感染症と臨地実習」を追加。

5. 第7章に新たに「臨地実習における危機管理」を追加。これは学生が引き起こす臨床現場でのインシデントや情報漏洩、そして新型コロナウイルス感染症の蔓延に伴うパンデミック期における臨地実習等の危機管理等に関する内容とした。

　本書が、臨地実習指導初心者のみなさまの不安や戸惑いの軽減に役立つことを期待します。

　　2022年11月

　　　　　　　　　　　　　　　　　　　　　　　　足立はるゑ

CONTENTS

第 1 章

臨地実習の基本概念

この章のねらい

看護教育にとって臨地実習は欠くことができない重要な学習であることは、誰もが認めるところです。また、2022年4月からの看護基礎教育のカリキュラム改正が意図している判断能力や応用能力、さらには共感性や問題解決能力を身につけられることからも、臨地実習への期待は大きく、臨床における看護教員や臨地実習指導者の役割は大きいといえます。

学生が限られた時間内に実習の目的を達成するには当然のことながら、臨地実習指導者と看護教員による意図的・教育的かかわりが必要です。その際には、臨地実習指導者の教育観や看護基礎教育における臨地実習の意義・目的をどのように理解するかが、臨地実習指導者の役割や臨床場面での指導プロセスに影響を与えることになります。このような観点から本章では、まず教育の基本的な概念ならびに臨地実習指導の本質について論ずることにします。

1 教育とは何か

私たちが受けてきた教育

　教育とはどのようなことかを考えるとき、誰しもが教育を受けた経験をもっているので、教育についてのある程度の見解をもっていることでしょう。しかし、それが教師や親の「押しつけ」であったり、「教えこみ」であったりすることがしばしばあります。臨地実習指導者のみなさんはどのような教育を経験してきたでしょうか。それは、教育だったのでしょうか。「悪女の深情け」的な教育は看護教育でよく見られました。自分で考えさせないで答えを即座に示したり、課題を先取りして対策がとられていたことなどです。

　そこで、あらためて教育とは何かをここで紐解いてみます。

先人が語る教育の概念 [1] [2]

1 イマヌエル・カント (1724 ～ 1804 年)

　ドイツの哲学者カントは「教育とは人間を人間にすることである」と述べています。つまり教育とは「未成熟な人間」を何らかの「理想とする人間」にしようとする営みであり、人間形成です。

2 天野正輝 (1936 年～)

　教育学者の天野は「教育とは意図的・計画的に働きかける対象そのもののために、発達を助成しようとする活動である」としています [2]。教育は学習活動そのものではなく、学習活動がスムーズにいくように助成する活動であると述べています。

3 アドルフ・ポルトマン (1897 ～ 1982 年)

　スイスの生物学者ポルトマンは、人間と他の動物との違いを研究し、人間は

生後1年たってはじめて他の動物が誕生時にすでに到達している発達段階に達するということを見いだしました。この1年早い出生を「生理的早産」とよびます。

人間は他の昆虫や動物と異なり、本能の貧しさがあります。哺乳動物である牛や馬も生まれて数時間後には自分で立ち、母乳を求めて歩きます。チンパンジーの子どもも生後1か月もすればつかまり立ちができるようになります。しかし人間の子、新生児は出生の瞬間、たちまち困惑し、母親を中心とした周囲の手厚い保護がなくては生存できません。

また、人間は他の動物と異なり、言葉を基本とした社会生活を営みます。そのため、人として生まれ、成熟しただけでは「人間」になることはできません。幼児期には食事、排泄といった日常の行動様式はもちろんのこと、知識や価値観、生産労働に必要な技術や技能など、およそ人間の能力といったものは何一つ備えていないのです。心身の発育と経験の反復によっておのずから獲得されることはありますが、大部分は成人によって、意図的、系統的に教えられ、学習しなければならないとポルトマンは述べています。

教育とは何か

このような教育に対する考え方をまとめると、教育とは人間にほかから意図をもってはたらきかけ、望ましい姿（活動）に変容（発達）させる活動であるということができます。教育は「教える」「育てる」という言葉から成っているように、教える側と教えられる側の人と人との間で行われるものです。したがって、教える側の教育観の相違や個人のもつ心情・感情に影響される面もあることを忘れてはならないと考えます。

臨地実習における教育とは何か

アーネスティン・ウィーデンバックは臨床教育を「そのときどきに直面している臨床場面の現実のなかで、学生が確実に、効果的にそして有能にその役割を果たせるように、学生の潜在的な能力を開発するべく援助技術であり（中略）、臨床教育の目的は、学生が学んだ本質的要素を実践的な知識へと移しかえ、そしてそれを臨床場面の現実のなかで、目的どおりに応用できるようにするところにある」と述べています[4]。

したがって、ウィーデンバックの臨床教育の定義を参考にすると、臨床で行う教育とは「学生が臨床場面において対象に必要な看護を的確に実施できるよ

うに、個々の学生がもっている潜在能力を引き出し、援助をすることである」と言ってよいと思います。そして臨床教育の目的は、講義などで学んだことを実際の患者のケアに適用し応用する能力を身につけることであると考えます。このときの応用とは、本来の目的からはずれないようにしながら、ケアの受け手の個別的な状況に合わせて工夫したり、調整したりすることをさします。また、指導をすることは自分の看護の考え方や方法を再考する機会にもなり、指導者自身の自己成長につながります。

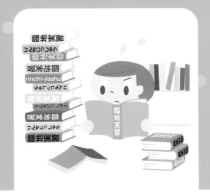

2 臨地実習とは何か

現在の臨地実習

　臨地実習は一つの授業科目です。その科目を臨地で学習するわけですから、その科目が学校全体のカリキュラムのどの位置づけにあるかを理解することが必要になります。たとえば、基礎看護学実習という授業科目は、学校の教育理念や教育目的・教育目標（卒業時点での学生像）と、どのような位置づけにあるかを理解しましょう。

❶ カリキュラム改正に関して

　2019年10月、「看護基礎教育検討会報告書」（厚生労働省）において、「保健師助産師看護師学校養成所指定規則」の改正案が示され、2022年度入学生から、改正案が適用されるようになりました。

a　改正の必要性　理由について

　教育は時代の変化に合わせて一定の期間をめどに進化していきます。今回のカリキュラム改正も同様で、医療の進歩や社会の変動に対応できる看護師を養成するために考えられています。そして、以前のカリキュラムにおける課題をも視野において検討されました。

　具体的には、看護基礎教育をめぐる現状として

1）生活環境の変化：近年、若い世代においては住環境の変化や科学技術の進歩等により、生活体験の不足やタブレット端末、PC等の電子機器の普及による人間関係の希薄が顕著になってきました。そのため、対象の多様な生活スタイルや文化等を理解する能力や、コミュニケーション能力の向上のための教育の強化が必要になってきています。

2）看護の対象や療養の場の変化：人口構造の変化により通院や入院患者の高齢化が進み、患者の多くが一つの疾病のみでなく複数の疾患を抱える時代になり、そのような中で看護師は、複雑な問題を抱える対象への対応が必要になりました。つまり、看護職にはこれまで以上に高い能力が求められています。

MEMO

統合分野

　2009年に改正されたカリキュラムにおいて新設された科目で、看護管理、医療安全、災害看護などの科目設定や夜間実習や看護チームメンバー実習などの計画がなされている。

実習施設では、特に成人看護学において対象者に高齢者が多く、老年看護実習の対象と重複しているという実態が見られます。そして医療現場では、入院期間の短縮化や医療機器の発達、高度医療の実施、チーム医療の推進、地域包括ケアシステムの構築により、療養する人々の生活の場は、自宅のみならず、介護施設等多様な場に広がってきています。

そこでの看護職員に求められる能力としては、①臨床判断能力、②保健指導能力、③多職種と協働する能力、④地域・家族を見る能力、⑤ICT活用能力が挙げられています。

b 主な改正点

1）従前のカリキュラムでは、「専門分野Ⅰ」「専門分野Ⅱ」「統合分野」と分かれていましたが、統合分野の意義が浸透したことや、この順に一方向的に学ぶものとは限らないことから、区分を一つにまとめ「専門分野」としました。

2）解剖生理や薬学等を充実させ、臨床判断能力を強化する講義・演習の充実を図るために3年課程では従前の15単位を16単位としました。

3）専門分野の「基礎看護学」は、1単位増の11単位となりました。基礎的能力の強化を図ることが目的です。

4）専門分野「在宅看護論」を「地域・在宅看護論」とし、従前の4単位から6単位に増加しました。対象者および対象者の療養の場の拡大を踏まえて教育内容の充実を図ることが目的です。

5）専門分野の「臨地実習」は、教育効果を高める観点から各養成所の裁量で領域ごとの実習単位数を一定程度自由に設定できるように領域ごとに最低単位数が示されました（表1）。各校の自由裁量として6単位認められています。

表 1 …臨地実習単位[5]

臨地実習	最低単位数
基礎看護学	3単位
地域・在宅看護	2単位
成人看護学 老年看護学	4単位
小児看護学	2単位
母性看護学	2単位
精神看護学	2単位
看護の統合と実践	2単位
計	23単位とする*

従前は成人看護学が6単位でしたが、臨床現場の現実は高齢者が多いことから老年看護学との関連が考慮されています。各施設により効果的な学びができるように履修単位数を決めることになりますが、全体では23単位が必要です。

＊自由設定6単位を含む

6）総単位数は 97 単位から 102 単位になりました。医療を取り巻く環境の変化により（少子高齢化の進行による人口構造の変化、医療の高度化、医療技術の進歩、地域における地域包括ケアの推進、ヘルスプロモーションや予防に関する保健活動の重視等）、看護サービスへの期待はますます高まり、看護職には専門職としての高い能力が求められています。このようなニーズに応える人材育成のために看護基礎教育の見直しがされ、充実が図られました。

② 教育体制・教育環境等の見直しに関して

報告書によると、見直しの要点として以下の点が挙げられています。これらを踏まえて、講義や臨地実習におけるそれぞれの教育活動を振り返る必要があります。

1）実習前後の講義や演習、振り返り等を積極的に活用し、学生が主体的に学ぶことができる教育方法の工夫。

2）療養の場の多様化等を勘案した多様な実習施設における実習の推進を図る。

3）地域医療構想の実現や地域包括ケアシステムの推進に向け、多職種が連携して適切な保健・医療・福祉を提供することが期待されていることから看護職の役割の認識および、対象の多様性・複雑性に対応した看護を想像する能力を育む。

理解 ヒント・ポイント

地域包括ケアシステム構想に伴う看護教育に求められること！

日本の医療が病院完結型から地域包括ケアシステムに舵を切ったことにより、医療従事者の教育に大きな影響がもたらされました。つまり、「団塊の世代」が後期高齢者となる 2025 年を見据えて、地域包括ケアシステムの構築が進められてきました。

地域包括ケアシステムとは、「地域の実情に応じて、高齢者が、可能な限り、住み慣れた地域でその有する能力に応じ自立した日常生活を営むことができるよう、医療、介護、介護予防、住まいおよび自立した日常生活の支援が包括的に確保される体制」と定義されています。したがって、慢性疾患患者は必要な医療がある程度終われば自宅療養に切り替わり、生活のコントロールをしながら暮らすことになります。そこでは医療よりもリハビリテーションや生活の質の維持（QOL）に主眼が置かれ、リハビリ、訪問看護や介護等の多職種との連携・協働が必要になります。

このような社会における看護職へのニーズに応えるために、看護基礎教育に多職種連携教育（IPE）の導入や臨地実習における入院患者へのケアも、退院後の生活環境や状況を考慮した対応の経験が必要になります。

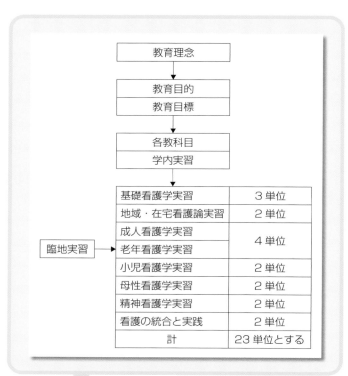

図 1 …看護基礎教育における臨地実習の構成[5]

臨地実習の単位は効果的に臨地実習を行うことができるように各施設で設定し
記載された単位以上にすること（各校の自由設定6単位）

臨地実習の目的

　臨地実習の最大の目的は、専門職としての看護活動の基本が実践できるように、学内で学んだ知識・技術・態度（精神）を臨床に応用できる知識へと高めるとともに、基本的な技術を習得することにあります。それにはおのずと学習段階を考慮した指導が必要になります。臨床では看護学生は知識を応用し、専門職としての看護を提供するための思考方法を訓練し、技術を習得するという目的のために患者に触れます。

　つまり、学生は臨床に身をおくことで、学内では学べない、看護の対象者とのコミュニケーションや健康障害に伴う種々の症状・治療処置の実際、看護技術などを学び、実際に看護が実施できる能力を身につけるのです。

思考方法

　看護の対象者に必要な看護を判断し、実施するための論理的な考え方（看護過程）をいう。通常アセスメント、看護診断、計画立案、実施、評価の5段階、あるいは看護診断を除く4段階をいう。

臨床における学習活動

　したがって、臨床教育における学生の中心的な学習活動は「看護を学ぶことであり、何かをすることではない」ということを忘れないようにしなければな

りません。さもなくば、学生があたかも労働力のように扱われ、教育とはいえない状況を生み出すことになります。

　臨地実習は学校の教育理念、教育目的にもとづいて編成された教育課程のなかに位置づけられています。したがって、たくさんのことを経験させればよいというものではありません。

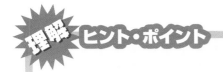

臨床における学習の意味

　臨床における学習の意味に迷ったならば、以下の問いをしてみるとよいでしょう。
①学生がケアする目的は何か。
②そのケアをとおして学生は何を学習すべきか。
　これらの問いに明確に答えられなければ、看護教育における実習の意義とその学校の教育目的・目標、臨地実習の目的・目標を見直してみましょう。見直しには実習単位ごとの目標も当然含まれます。

臨地実習の指導方法

❶ 効果的な指導方法の検討

　臨地実習は当然のことながら、学校の教育理念、教育目的にもとづいて編成された教育課程のなかに位置づけられています。したがって、臨地実習が教育の一環であることを認識し、学生への教育を明確に意識した指導がなされる必要があります。

　臨地実習における実習指導者には学校側の指導者（看護教員）と実習施設側の指導者（臨地実習指導者）がいます。限られた実習時間のなかで、看護の基礎的な学習として学生は何を学習すべきか、そのための効果的な指導方法は何かが両者によって考えられます。

❷ 臨地実習指導者に求められる能力

　学習内容や指導方法が考えられていなければ、学生の体験は実習の目的・目標とずれてしまい、必要不可欠な学習体験が欠落する事態になります。このような事態を防ぎ、効果的な学習体験ができるようにするには、臨地実習指導を意図的、計画的に実践できる能力が求められます。

　表2に役割遂行に必要な能力に関する伊藤らの「臨地実習指導者に求められる能力と教育内容」[6]を紹介しました。これは臨床側の指導者用ですが、看護

学習体験

　単なる知識の習得ではなく、特定の状況のなかでまとまった知識や技能を獲得すること。臨地実習では個別的な状況に結びついた知識・技術を経験すること。その経験により、応用性が磨かれる。

表 2 …臨地実習指導者の基礎となる能力（文献 6 より改変）

①社会の動向に対応できる（とくに医療と看護の動向の理解）
②人間を多面的・総合的に理解できる
③専門職として自己学習を継続できる
④倫理的な考え方と表現ができる
⑤社会の変化に伴う看護の独自性を追及し、自己の看護観を表現できる
⑥小児、成人、老人、母子、精神、地域看護、公衆衛生看護の各領域に共通して必要な看護および一領域の看護が実践できる
⑦臨地実習指導者としてリーダーシップを発揮し、責任ある行動がとれる

教員に必要な能力 [7] とほぼ共通しています。少し異なるのは役割上、看護教員には臨地実習指導者よりも幅広い能力が求められている点です。

臨地実習指導者の役割

看護実践教育には、以下の 5 つのプロセス [8] があります。

①実習の目標と成果を明らかにする。

②学習ニーズをアセスメントする。

③学習活動を計画する。

④学生を指導する。

⑤学習や行動を評価する。

このような考えを前提として、臨床側の臨地実習指導者を対象としたおもな役割 [9]（看護教員と共通部分は多い）を列挙します。これらの役割の具体的な内容は、第 2 章、第 3 章、第 4 章でくわしく説明します。

レディネス

学習への準備性、用意性をいう。ある行動の習得に必要な条件が用意されている状態で身体、精神の成熟、学習を進めるうえでの基礎的知識・技術、学習態度が備わっていることをいう。

a　臨地実習受け入れの準備

①学校の実習目標の理解と達成する目標の明確化・確認。

②学生のレディネスの把握。

③実習目標に応じた実習内容の選定（受け持ち患者候補者選定、体験可能な技術の選定など）。

b　指導計画の作成

c　患者の選定と情報提供

d　臨床の場の準備（施設内での実習環境整備）

e　学習活動の促進、指導方法の工夫、動機づけ、有効な学習資源の提示

f　学生とともに個別的な看護を考え、実践する

g　適切な学習機会の設定

学習資源

学習者が学習に用いることのできる資源のこと。人的資源（指導者）、物的資源（図書館、博物館、地域の施設）、文化的資源（知識、書籍・論文の情報）に分けられる。

h 実習全体のマネジメントについて

　これは実習生のグループ全員、通常は5〜6名である場合が多いですが、この学生たち全員の実習状況や実習目標の到達状況等をマネジメント（指導・調整）することを言います。教員と臨床指導者が協力して行うことになります。具体的に行う主な内容を以下に挙げます。

①グループメンバー全員のケア計画の把握と調整・指導。

②学生全員のモニタリング：実習進行状況、コミュニケーション力、ケア技術、アセスメント力、健康状態（特に身体症状、不安や緊張等の心理状態）等。

③スタッフナース、他部門への連絡調整。

④実習中間における形成的評価→要指導学生の把握。

　複数の学生の行動を把握するには工夫が必要です。学生タイムスケジュール表（表3）を、実習前日あるいは当日に学生に記載してもらうと把握しやすくなります。

i 評価

表 3 …学生タイムスケジュール表の例

学生タイムスケジュール（実習2W目）〇月 〇日
病院名：　　　　　　病棟名：

学生名	患者名（受け持ちNS）	9:00	9:30	10:00	10:30	11:00	11:30	休憩	13:00	13:30	14:00	14:30	15:00	15:30	備考
A	a様（…NS）	挨拶 環境整備	打ち合わせ 検温（教員）	全身清拭 陰部洗浄（教員）		理学療法	血糖測定				検温		カンファレンス	退院支援 カンファレンス 見学	
B	b様（…NS）	打ち合わせ	挨拶 環境整備	検温		シャワー浴介助（指導者）			理学療法		検温		カンファレンス		
C	c様（…NS）	挨拶 環境整備	打ち合わせ（指導者） 検温（指導者）		筋力トレーニング	全身清拭				検温		理学療法	カンファレンス		
D	d様（…NS）	挨拶 環境整備	打ち合わせ（指導者） 検温（指導者）		全身清拭 陰部洗浄（指導者）			食事介助	休憩	検温	拘縮予防訓練		カンファレンス	退院支援 カンファレンス 見学	
E	e様（…NS）	打ち合わせ	挨拶 環境整備	検温			理学療法		検温	退院に向けての生活指導			カンファレンス		

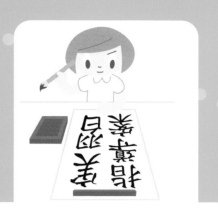

3 実習指導案の考え方

実習指導案と実習指導計画

　臨地実習指導者の役割のなかに指導計画の立案があります。指導計画とは文字どおり指導者が実習の目的・目標を達成するための指導内容、方法を立案することです。その内容には「実習指導案」とよばれる実習指導の基本的な考えや方針・内容を示すものと「週案」「日案」といわれる具体的、実際的な計画を表すものがあります。

　ここでは初めて臨地実習指導をする指導者に実習指導の基本的な考え方を身につけてもらうための「実習指導案」について説明します。

実習指導案の必要性

　教育とは前述のように学生のもつ顕在、潜在能力を引き出して、学生の行動を変容させることです。そのためにはその羅針盤としての教育目的・教育目標にもとづき、指導者自身が実習指導案を作成する必要があります。

　指導案というと講義の際に作成するもので、そのような面倒なものは「実習指導には向かない」といった認識をもつ人がいます。しかし、臨地実習は看護教育にとっては重要な学外の授業であり、実習の目的に向けて具体的にどう指導するかという意図的なかかわりを可能にする指導案を事前に作成することが必要です。そうすることで場あたり的な指導ではない、実習目的を達成するための内容と場の設定が可能となります。協力者を要請したり、学生の経験の幅を拡げたり、臨床講義を組みこんだりと効果的な指導ができるのです。

　以下に実習指導案作成に必要な基礎知識を紹介します。

> **臨床講義**
> 学生に患者を見せて、実例について講義を行うこと。看護学生の場合は、実習中に自分の受け持ち患者の疾患について、病気のしくみ、症状、治療の説明を医師から受ける機会がある。

実習指導案の基礎知識

❶ 実習指導案とは

　指導者が実習指導をする際に実習目標を達成するために立案する指導計画を一定の形式で整理し、表したものをいいます。通常、時系列的に表します。

　臨地実習を効果的・効率的に展開するために事前に実習過程を予測し、学生がいつ何を学ぶかを検討しながら立案します。実習指導案には以下の内容が含まれます。

①対象者

②実習科名・実習段階

③実習期間・単位

④実習の考察（教材観・学生観・指導観）

⑤指導目標

⑥指導計画（週案・日案）

⑦実施計画・評価計画

❷ 教材とは

　佐藤は「教材とは教育意図によって、選び出された教育内容であり、これを習得させるための具体的な事実、特殊な事実、事件、現象である」[10] と定義しています。看護学実習では学生はさまざまな看護の対象者と出会い、健康状態が急変した患者や、リハビリ患者との共感的なかかわりなど、さまざまな体験をします。そこで指導者が学生に何を考えさせ、何を身につけさせたいのかを事前に明確にしておくことが必要です。

　実習の場はさまざまな要素が絡みあって、複雑で流動的ですから、学生による学びには差が大きくなる可能性を含んでいます。したがって、指導者の教材研究が求められます。自分が担当するこの実習期間に何をどのように学ばせるか、内容の精選と構成、そのための準備を整えることが必要です。

❸ 教材の教育的吟味とは [10]

　教材研究の中心的な観点であり、教材を構造的に編成することをさします。つまり、指導者としてこの内容を学ばせたいといった内容をあげ、その内容の本質的な内容と付随的な内容を区別し、両者の関係を考えることです。

　本質的な内容とは基本的な原理、原則、概念、命題関係などのことで、付随

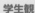

教材観

　本実習を教える意義や内容、他の実習科目とのつながり、前の実習の体験からの発展など、指導者がどのように教材を認識しているか。

学生観

　本実習における学生の実態（進度、理解度、習熟度、体験）や傾向（興味、関心、理解）を把握すること。指導の要点が明確になる。

指導観

　本実習でどのような知識、技術、態度を身につけさせたいか、どのような方法で、どんな点に留意して指導するか、指導者の意図を明確にすること。教材観、学生観から導き出す。

週案・日案

　週案は週単位の指導案。講義でいえば、単元の指導計画。日案は一日ごとの指導案。具体的な指導内容、指導場面、指導時間などを考え作成する。

的な内容とは具体的な内容や活動をいいます。つまり、直接的な実習体験をとおして、教材を構造的に捉え、指導の本質的内容（主眼）と付随的な内容を見分けるといった教育的な吟味が必要となります。

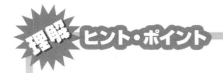

病床整備の本質的内容と付随的内容

「臥床患者の病床整備ができる」という直接的な活動をとおして、単にベッドとベッド周囲を清潔に整えるのみでなく、「この患者の物理的環境（ベッドの位置、ベッド周辺の整理整頓、室温湿度、採光など）が健康生活の条件や安全性、生活しやすい安楽な条件になっているか」をアセスメントさせ、院内感染防止のためにはどの部分を入念に拭き掃除をしたらよいか（患者がよく触れるベッド柵など）、この体験から「患者の安全性としての感染予防や事故防止」に結びつけていきます。この場合の「臥床患者の病床整備ができる」は付随的なものであり、「患者にとっての環境や看護師の役割を理解する」ことは看護の本質的な内容であると考えます。

教材としての学生の経験の意味づけ

安酸は「経験型実習」を提唱しています[11]。学生が患者とのかかわりにおいて、自分で経験したことを振り返り、それを言語化していくなかで自分なりに看護の意味づけをする反省的経験まで含めて「経験型実習」としています。そこでの臨地実習指導者や看護教員の役割は、学生自らの経験を優先させ、その経験のなかから学習内容を選択して教材化し、学生自身が看護として意味づけができるように支援することにあります。

したがって、指導者には学生の経験のなかにどのような看護的意味や価値があるかを瞬時に見極める能力が必要です。学生はそれに気づかないことが多いので、実施したことや患者の反応などを見逃さないようにし、そのことが看護あるいは看護者にとって、どのような意味をもっているかを考えさせ、説明することで、自分の経験を意識化させ、学びを深めることができます。学生カンファレンスのテーマにして学びを共有することもできます。

このような指導者の意図的なかかわりが重要であることは依田[12]の調査でも報告されています。それによると、「臨地実習指導者としての課題意識」で、もっとも多かったのは「学生の気づきや体験に対する看護としての意味づけ」でした。これが実習指導の中心的課題であるとしています。

実習指導案作成の手順

1 本実習の位置づけ

　まず指導案作成の対象となる実習科目が看護学実習全体のなかのどの位置にあるのか「本実習の位置づけ」を明確にします。その理由は、看護学実習の目的・目標、実習の構成や実習内容はその学校の理念や特殊性などによって異なりますが、全体は系統立てられており、それぞれの領域の実習科目も関連性をもって構成されているので、実習全体とのつながりや実習科目間の関連を示す必要があるからです。

　ワークシート1記入例に「本実習の位置づけ」の例を示しました。

2 実習の考察、実習指導の展開

　実習指導案の要素である教材観・学生観・指導観を記述し、「このような考えにもとづいて本実習の指導をする」ということを示します。ワークシート1記入例「実習の考察」「実習指導計画」はこれらの内容を記述したものです。実習指導案をイメージしてもらい、これを参考に各自で応用し、自分に合った指導案を作成してみてください。

理解 ヒント・ポイント

実習指導案作成の最終目標

　実習指導案作成の最終目標は、実習指導の評価が客観的にできることであると考えます。つまり、指導案およびその実施過程を評価することにより、改善点が明らかになり、より効果的な学生指導の実施につながることが重要です。

参考　臨地実習 指導計画〈実習の考察〉の考え方

a 教材観の考え方

1）基礎実習Ⅱで何を学ばせたいかを考える

↓

実習の目標に挙げられている。

それが何を意味しているのかをよく理解する。

また、前の実習との関連を考える。

例：基礎実習１で、患者の生活の場である病棟のイメージと患者さんを見ているため、入院患者さんのイメージはもてているので、今回は、健康を障害されていることで日常生活に支障をきたし、援助が必要になること、実施では患者の状態に応じた安全・安楽な援助の方法を体験させたい。

2）理解したことに基づき、自分の病棟の特徴を踏まえて学ばせる内容と領域、程度を明らかにする。

例：基礎実習が２週間あるので、実習目標の内容は日常生活援助を多く体験できる（領域範囲）。

3）受け持たせたい患者

例：患者選定では、初めての援助をするので、コミュニケーションの取りやすい患者さんで、同性を選ぶことで、学生の不安や緊張を和らげる。

b 学生観

1）学生をどのように理解するかを考える

どのような視点で考えたら良いか？

まず、青年期の特徴を身体的、心理・社会面から捉える。

↓

具体的には、生活背景や生活体験、学習状況と理解度、看護への関心・興味など。さらにグループメンバーの特性（メンバーからの影響を受けるため）。

例：学生は核家族化やコンピューターの普及で、他者とのコミュニケーションが苦手な傾向がある。学生の準備状況としては、基礎実習Ⅰが修了し、学習課目は基礎技術や疾病の講義は修了しているが、看護学は未履修であるため援助時の注意点を説明していく。今回の実習では、初めて患者の援助をするので緊張や不安、ケア時間の延長が予測されるので、励ましながら進めたい。グループ内のチームワークやダイナミクスにも注意していく。

c 指導観

1）教材観、学生観をもとに、指導の中で特に考慮する教育的配慮や価値についての考えを明確にする。

↓

つまり、教材観で示した内容をどのように指導したいのか、学生観で表明した学生に対して、何に留意してどのように指導したいかを明確にする。ここでは、指導者自身の教育観や看護観を基盤として教材観、学生観を踏まえて指導姿勢を明確に打ち出す。

例：初めて患者の援助をするので緊張していることから、スムーズに患者と接することができるきっかけを作るようにしたい。また、笑顔で学生と接し、学生の気持ちを受け止めるような指導を心がけたい。また、看護学生として患者

の前に立つので、よいところは褒め、良くないところはタイミングよく指導し、専門職としての自覚を持たせるようにしたい。今回の実習は生活の援助に限定しているが、ケアをする上での、ケアの必要性や既習の知識と結びつけて援助する重要性、および実施後の振り返りをしっかりさせたい（前半は学生観を踏まえた指導姿勢、次に教育観を基盤とした指導姿勢、最後に看護観を基盤とした指導姿勢となっている）。

例：本実習の指導にあたり留意したいことは次のとおりである。

①受け持ち患者とのコミュニケーションが取れないと情報を得にくいので、実習早期にコミュニケーション状況を確認し、必要時に見本を示したり、きっかけ作りなどの助言をする。

②患者の情報収集状況を記録物等で確認・指導する。

③受け持ち患者の看護ケアは、必ず事前学習をしてくるように強調し、確認する。

引用・参考文献

1) 岩崎正吾. "教育の必要性と可能性". 教育の基礎：その本質と目的. 東京, エイデル研究所, 1996, 33-4, （新教職課程シリーズ第1巻）.

2) 天野正輝編. "発達と教育の本質". 教育の基礎理論. 東京, 文化書房博文社, 1987, 11-27.

3) 斉藤喜博. 現代教育批判. 東京, 国土社, 1991, 7-10.

4) アーネスティン・ウィーデンバック. 臨床実習指導の本質：看護学生援助の技術. 都留伸子ほか訳. 東京, 現代社, 1969, 9.

5) 看護基礎教育検討会報告書（令和元年10月15日 厚生労働省）
https://www.mhlw.go.jp/content/10805000/000557411.pdf 2022年5月15日閲覧

6) 伊藤暁子ほか. 臨床（地）実習指導者に求められる能力と教育内容. 看護展望. 18 (5), 1993, 64.

7) 伊藤暁子ほか. 継続教育における指導者の教育の位置づけならびに指導者の共通基盤となる能力と教育内容. 看護展望. 18 (1), 1993, 61-9.

8) キャスリーン・B・ゲイバーソンほか. "看護実践教育のプロセス". 臨地実習のストラテジー. 勝原裕美子監訳. 東京, 医学書院, 2002, 72.

9) 三妙律子. "臨地実習指導者の役割". 実習指導計画書作成マニュアル. 東京, 学習研究社, 2001, 53.

10) 佐藤みつ子編. 成人看護学実習指導案の作成と展開. 東京, 教育メディア, 1998, 183p, （看護学実習指導シリーズ）.

11) 安酸史子. 学生とともにつくる臨地実習教育. 看護教育. 40 (1), 1999, 814-25.

12) 依田順子. 臨床実習指導者としての課題意識：看護短大の助手20名を対象に分析. 看護教育. 42 (2), 2001, 99-103.

13) 服部祥子. 青年期の心理と発達危機：看護学生を理解するために. 看護教育. 40 (1), 1999, 12-9.

14) 山本浩子. 魅力ある臨地実習の場とするために. 看護教育. 43 (6), 2002, 448-50.

15) 宇佐美千恵子ほか. 実習指導案作成の実際. 看護教育. 33 (1), 1992, 44-50.

16) 宇佐美千恵子ほか. 実習指導案作成の実際2. 看護教育. 33 (2), 1992, 118-25.

17) 辰野千寿ほか編. 多項目教育心理学辞典. 東京, 教育出版, 1986, 520p.

学校・対象者	○○大学看護学科○年生　○名
実習名
実習期間、実習時間	基礎看護学実習
○○年○月○○日〜○月○○日　○週間
実習病棟	○○○○病棟
本実習の位置づけ	

　本実習は基礎看護学実習3単位のうちの1単位で、臨床現場における看護活動を看護師に同行し、見学および一部援助を経験する実習であり、その体験をとおして援助の根拠や個別的な援助方法を学ぶものである。学生にとって、初めて臨床において患者さんのケアにかかわる実習であり、看護の喜びや、さまざまな援助方法の実際を知る機会になる。この体験や学びを活かして、次の看護過程実践実習につなげる。

実習の考察	

〈教材観〉

〈学生観〉

〈指導観〉

学校・対象者	○○大学看護学科3年生　2グループ5名
実習名 実習期間、実習時間	成人看護学（急性期）実習 ○○年○月○○日〜○月○○日　3週間
実習病棟	腎・泌尿器科病棟（3-6病棟）

本実習の位置づけ

　本実習は教育目標4の「さまざまな健康レベルにある対象者の健康問題を査定し、必要な看護を計画・実施評価ができる能力を養う」一環として、成人看護学急性期の看護を学ぶものである。基礎看護学実習Ⅰ・Ⅱを修了した学生の最初の応用実習でもある。したがって成人看護学急性期の看護を看護過程の一連の思考過程を確認しながら進めることが必要である。

実習の考察

〈教材観〉臨地実習は学生が既習の知識・技術・態度を用いながら看護ケアの実践能力を身につけるための学習である。そして、看護する体験をとおして専門職としての自己のあり方や価値観を育むことができる機会でもある。本実習において対象となるのは成人期にある患者で、健康レベル別では急性期（手術患者）である。成人期は肉体的・生理的諸機能が成熟し、徐々に衰退へと変化していく時期で、同時に家庭内の責任や社会的役割が重くなり、心身ともに負担が増大する時期である。学生にはこのような特徴および発達課題を含めた心理・社会的側面を捉えさせ、どのような経過を経て現在に至っているかを考えさせたい。また、疾病や入院・手術が患者にどのような影響を与えているかを捉えさせたい。今回は手術を受ける患者を受け持つことになるが、手術や麻酔の影響は生体への侵襲が大きく、生命が脅かされ、苦痛や不安が出現する。したがって、不安定な状況におかれている患者や家族が危機やストレスにどのように適応しようとしているかを既習の理論を活用して学ばせ、必要な看護ケアを体験させる。その際には知識に裏付けられた迅速な観察と判断力の重要性を認識させたい。

〈学生観〉現在、青年期にある学生は、核家族化、少子化社会で育ち、コンピューター化社会の影響を受け、対人関係が希薄になっており、他人との関係をもつことができにくい若者が増加している。青年期の特徴は「同一性対同一性混乱」であり、一貫した主観的な存在としての自己と、社会に受け入れられている自己との間でのずれをもちながら自己を統合していく時期であり、不安定さを有する。学生の準備状況としては、講義は専門科目のほとんどが修了し、実習では基礎看護学実習Ⅰ・Ⅱが修了し、コミュニケーションや基礎的な看護技術を中心に学んできている。看護過程に関しては今までの実習で、形式は一通り体験しているが、病態の理解が不十分であったり、経過の速い急性期の看護展開での混乱が予想される。また、学生にとって仲間の存在は大切である。今回の実習グループは新しいメンバー構成になっているので、新しい仲間とも意見交換をし、協力しあってよい学びができるようにサポートしていきたい。

〈指導観〉本実習は応用実習の初回である。学生の緊張や不安が予測されるが、この実習で学ばせたい内容は、成人期で健康レベルが急性期にある患者の看護問題のアセスメントと適切な看護の計画・実施・評価をすることであり、個別性を捉えた看護過程の展開ができることをねらいとしている。また、予測される学生の傾向として前述の「病態の理解が不十分」「経過の速い急性期の看護展開の混乱」については、適切な参考書や病棟の看護基準、クリニカルパスの情報などを紹介したり、学生自身の計画性や集中力などの準備を早期に整えさせるようにしていきたい。看護技術については、まだ経験が少ないため、事故を招かないように慎重にさせたい。

週単位の指導計画

	指導目標（学習目標）	実習内容（学習内容）	指導方法・留意点
前週	1. 実習の目的・目標など、実習の概要を理解し、実習開始の準備をする	1-1）オリエンテーション ・実習の概要（目的・目標、方法） ・実習記録、提出物、実習上の注意 ・事前学習課題、技術練習 2）臨地実習指導者との打ち合わせ、指導方針の確認	・学生の主体的な取り組みを重視する
	2. 学生の実習への主体性をもたせるために今回の実習に対する個人目標を立案させる	2-1）実習個人目標立案	
1週目	1. 病棟の構造を理解し、場や人に慣れることができる	1-1）病棟の設備・構造などのオリエンテーション 2）学生、病棟スタッフ、患者の紹介 3）受け持ち患者、臨地実習指導者とのコミュニケーションを促す	・実習への導入が円滑に進むように連絡、調整する ・翌日の実習に必要な物品の場所や取り扱い上の注意を把握させる ・実習同意書を受け持ち患者および家族から受ける
	2. 受け持ち患者を理解するためにゴードンの機能的健康パターンの枠組みを活用し、情報収集ができる	2-1）受け持ち患者の概要について指導者から説明を受ける 2）情報源を活用し、情報収集を行う 3）収集した情報を整理し、Sデータ、Oデータを関連させ、手術前後の患者の状態を把握する 4）麻酔および手術侵襲による生体の反応と予測される問題を把握する 5）治療に対する患者の意欲やコーピングなどを把握する	・コンピューターからの情報収集方法の説明を受ける ・ケアを実施しながら、患者との関係形成を促す ・腎・泌尿器系の障害をもった患者の看護を行ううえで必要な情報を収集できるように指導する ・麻酔および手術侵襲が生体に及ぼす影響や防護過程についてムーアの4相を想起させる ・フィンクの危機理論やラザルスらのストレス概念などに結びつけるよう指導する ・早期に患者の全体像を把握できるようにする （実習開始3～4日まで）
	3. 関連図を活用し、患者の全体像を把握できる	3-1）症状、検査、治療、日常生活の状態などの複数の情報を関連させ患者の全体像を把握する	
	4. 情報の分析・統合をし看護上の問題を明確化できる		
2週目			

第2章

臨地実習指導の準備

この章のねらい

　実習を進めるにあたって、実習指導を円滑かつ効果的に実施するには、それなりの責任がありますから準備が必要なことは言うまでもありません。臨地実習を引き受けた組織としては、人的資源・物的資源の確保や、組織全体での実習生受け入れの理解が必要となります。

　この章ではおもに人的資源である臨地実習指導者が、どのような準備や動きをしたらよいかを中心に、具体的な実例を提示し、まとめてあります。指導計画の具体例やチェックポイントなどを参考に進めてみましょう。

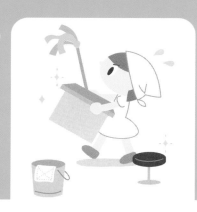

1 受け入れ施設の学習環境の準備

授業科目としての実習を理解する

臨地実習は一つの授業科目です。その科目を臨地で学習するわけですから、その科目が学校全体のカリキュラムのどの位置づけにあるかを理解することが必要になります（第1章❷参照）。

実習の概要については、それぞれの実習ごとに学校が提示する「実習の手引き」「実習要項」「実習要領」などとよばれるものにまとめられています。学校によって名称が異なりますが、本稿では「実習の手引き」とよびます。これは、いわば実習の企画書です。前年度の実習の評価をふまえて毎年、検討され、修正されているので、同じ実習といえども、しっかり理解することが必要です。

「実習の手引き」の内容

「実習の手引き」は、以下の❶～❺の内容で構成されています。

❶ 教育理念

学校独自の教育に対する根本的な考え方です。設置主体の特徴が反映されていることが多く、学校の独自性が表現されています。

❷ 教育目的・教育目標

教育理念にもとづき、教育活動を一定の方向へ秩序づけるものです。教育目的を具体的にしたものを教育目標といいます。学習目的・学習目標として記載されている場合もあります。この場合は、学習者である学生が、当該実習によって目指すべき結果を示しています。

❸ 実習目的・実習目標

教育理念、教育目的・教育目標（卒業時点での学生像）、各看護学校の特徴、

MEMO

設置主体

国立、公立、私立大学が設置する学校、国が所管する学校、地方公共団体が設置運営する学校、日本赤十字社や済生会、農協など各種法人・団体が設置運営する学校などがある。

および社会のニーズをふまえて検討されています。一つの実習単位を終了した学生が、最終的に目指す結果が総括的に記述されています。

　看護基礎教育は、指定規則に準じて行われていますから、表現は異なるものの、学校によって目的・目標が大きく異なることはありません。大学の場合は文部科学省の管轄ですから、指定規則に準じてはいるものの、専修学校に比べ自由裁量がきき、独自性を出している傾向があります。

④ 実習内容

　実習目的・実習目標を達成するための実習内容は、施設や病棟などの特殊性や、実習時期などの条件によって影響を受けます。したがって「実習の手引き」には抽象的に記述されていることが多いようです。施設や病棟の特徴をふまえて選定する必要があるため、臨地実習指導者の力量が問われます。

⑤ 実習方法

　実習方法も「受け持ち患者1名を受け持って看護過程を展開する」「臨地実習指導者とともに行う」など、実習の手引きには抽象的に表現されています。学校は学年や学内の学習状況によって実習方法を決めています。その学校の方針を受け、施設や病棟の特徴をふまえた指導体制を整えなければなりません。

実習内容と実習方法の検討

① 実習内容

　学校から提示された「実習の手引き」はマニュアルではありません。病棟の特徴を反映させた実習内容にアレンジする必要があります。

　病棟の特徴（入院患者の特徴、頻度の高い治療処置など）から、どのような教材を学生に提供できるかについて、具体的に学校と打ち合わせをすることがとても重要になってきます。経験するチャンスの多い技術や検査・処置などは、事前に看護教員に情報提供をして、学生が十分な事前学習ができる余裕を与えましょう。

　臨地実習指導者がふだんは見慣れている患者の状態も、初めてその病棟に入る学生にとっては異次元の世界です。実習経験にもよりますが、輸液ポンプも名前を知っている程度で、初めて見たという学生の反応は、臨地実習指導者を驚かせることがあります。大きな検査の見学ばかりが経験ではありません。臨地実習指導者自身が学生のとき、あるいは新人のときを思い出してみてくださ

い。教材は至るところにあることに気づくでしょう。

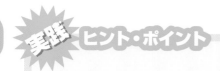

臨床における体験を活かす

　たとえば意識レベルのⅠ群、Ⅱ群、Ⅲ群の違いは、そのレベルの患者と一度でもかかわる機会を与えると深く理解できます。また拘縮の強い患者への経鼻経管栄養法も、イルリゲーターに流動食を準備し接続し滴数を調整するより、患者の体位を整えることのほうがいかに難しいかなど、実際の援助をとおして学生は理解します。

　学内実習では学生同士で体験学習した体位変換も、病棟において麻痺があり体動不能の患者を対象に行おうとすると、学生は患者の背部に手を入れることもできず、クッションを入れる位置にもとまどい、実習も終盤になってやっとできるようになります。

2 実習方法

a 指導体制

　指導体制をどのように整えるかで、実習方法も異なってきます。学生の実習期間中、ずっと同じ臨地実習指導者が指導をすることが理想ですが、やむをえない事情によって、困難な場合もあると思います。その場合は臨地実習指導者間で、学生の学習状況について情報交換の方法を決めておく必要があります。そして、当日の臨地実習指導者が誰であるか、前日には学生にも伝え、指示しておく必要があります。また、臨地実習指導者や看護教員だけではケアが重なった場合などは、学生への指導が不十分な場合も生じます。その場合、スタッフにも依頼ができる体制を整えておくことも必要です。病棟全体の指導体制を整えておくことで、それぞれの実習に応じた実習方法に応えていけるのです。

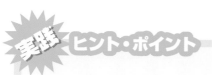

臨地実習指導者間の指導の一貫性

　ある病棟では若いスタッフが多く、学生担当の指導者が複数いました。必ず臨地実習指導者の誰かが日勤でしたが、3週間をとおして同じ指導者が日勤になることは不可能でした。そのため、学生指導連絡ノートがあり、自分が指導したこと、毎日のカンファレンスでの学生の発言、学生に出した宿題などが書きこまれていて、臨地実習指導者間で指導の一貫性が図れるように工夫していました。

　ある日学生はA指導者から宿題を出されていました。しかし、翌日はA指導者ではなくB指導者であったため、学生は宿題の成果を報告しませんでしたが、B指導者から「昨日の宿題はどうなったのか」と聞かれました。学生は、臨地実習指導者間で指導の一貫性が図られており、いつでも誰にでも相談できることで安心して実習に臨めることに感激していました。

b　臨地実習指導者の資質

　実習目標や実習内容によって、臨地実習指導者の任命も考慮する必要があります。患者とのコミュニケーションがとれることが目的の実習であれば、受け持ち患者とのコミュニケーションの模範が提示でき、学生のコミュニケーションの不足をサポートできるように、患者と信頼関係にある看護師が望ましいでしょう。生活援助技術の習得が目的なら、患者の気持ちに配慮ができ、技術も巧みで、その技術を提供する際の意図（自分の看護観）や根拠が説明できる看護師が望ましいでしょう。指導体制を検討する際、ハード面だけではなく、学生の身近な存在としての指導者自身の資質にも目を向けましょう。

c　受け持ち方式のみでなく、看護ケアに焦点をあてた方法

　昨今、受け持ち方式のみでは学習内容や範囲の制約をもたらしているとの反省もあり、必要に応じて複数の対象者を受け持つなど、看護ケアに焦点をあてた実習方法を採用する学校も出てきました。学校の教育的意図を受け、学習ニードに応じた効果的な実習方法を検討していくことも今後の課題でしょう。

d　個人情報の取り扱い、身体へ直接影響を及ぼす技術の体験

　看護実践能力の基礎を確実に習得させるためには、臨地実習でしか習得できない能力を育成しなければなりません。その際、患者の個人情報の取り扱い方、身体へ直接影響を及ぼす技術の体験のさせ方については、とくに実習方法を取り決めておく必要があります。リスクを恐れるあまり制限ばかりすると、後輩の育成に支障が出てしまいます。可能な限り条件を整えることで、体験できるような指導体制が必要です。

　学生自身にも、患者の個人情報の取り扱い方や援助を行う際の責任について、十分な自覚をもたせるような対策も必要になります。筆者の大学では、実習前には看護学生としての自覚をもって臨地実習に臨むことを目的に「誓約書」（図1）の提出を義務づけています。また、実習で書いた看護過程記録などを返却する際には、返却後の適切な記録の取り扱いを目的とした「実習記録の取り扱いに関する承諾書」（図2）の提出も義務づけています。

　なお、身体へ直接影響を及ぼす技術の体験のさせ方については、第3章の「看護技術を実践する学生のサポート」を、患者の個人情報の取り扱い方については、第7章の「臨地実習における情報モラル」を参照してください。

指導者の看護観

　臨地実習指導者は学生のロールモデルであるため、日々の看護実践のなかで何を大切にしながらケアを行っているかを示すことが重要。それは学生の看護観や態度育成に大きな影響を与える。

MEMO

誓　約　書

殿

看護学臨地実習を行うにあたり、下記の事項を遵守することを誓います。

記

1. 大学および実習施設の諸規則を守り、本学の教員、実習施設の管理者、臨地実習指導者の指示に従います。
2. 実習施設の名誉を傷つける言動はいたしません。
3. 実習施設の理念、運営方針、営む事業を害する言動はいたしません。
4. 実習上、知り得た情報は一切洩らしません。
5. 実習中の事故については、実習施設と大学の協議結果に従います。

以上、誓約します。

　　　　　　　　　　　　　　　　　　　　　　　　　年　　　月　　　日
　　　　　　　　　　　　　　　　　　　学籍番号：
　　　　　　　　　　　　　　　　　　　氏　名　：

図　1　…臨地実習の自覚を促す誓約書

実習記録の取り扱いに関する承諾書

看護学
先生

　私は返却された　　　　　　　　　　　看護学の実習記録について、その取り扱いについて
十分説明を受け、下記の事項を遵守して保管もしくは破棄いたします。

1. 紛失に留意して保管します。
2. 記録は個人の自己学習の目的以外には使用いたしません。
3. 記録を破棄する場合は、シュレッダーで処理いたします。

以上、承諾いたします。

　　　　　　　　　　　　　　　　　　　　　　　　　年　　　月　　　日
　　　　　　　　　　　　　　　　　　　学籍番号：
　　　　　　　　　　　　　　　　　　　氏　名　：

図　2　…実習記録の取り扱いに関する承諾書

2 病棟における実習生受け入れの準備

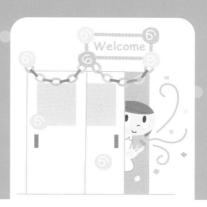

実習生受け入れの目的と意義

実習生を施設に受け入れることは、以下の目的と意義があります。

①臨床現場における実習をとおして、将来看護師になるための知識・技術・態度を育成する。

②普通の学生を看護職という「専門家」の入り口へ導入し、成長を支援する。

③実習生の新鮮な気づきや発想に触れることにより、職員側の刺激になる。ときに新しい知識やアイデアをもらうこともある。

日々の患者中心の忙しい看護業務のなかに、学生を受け入れて看護を教えるわけですから、たいへんなことです。しかし、後輩の育成をとおして、臨地実習指導者も看護教員も成長し、施設の看護の質を向上させ、看護界の発展にも寄与できるのです。

表1に実習開始までの準備と調整のチェックリストを示しました。

<aside>
MEMO

専門家

専門職とは、①専門的知識・技術を有している、②専門職倫理を有している、③専門職団体の存在がある、④社会的に評価されている、⑤公共奉仕の精神をもつ、などが要件として認識されている[1]。
</aside>

表 1 …実習開始までの準備と調整のチェックリスト（ワークシート9）

＜病棟環境＞

☐ 実習2～3日前までに、＿＿＿＿＿＿大学・看護学校の実習があることを病棟の看護師にアナウンスし、協力を依頼する。

☐ 実習目標に照らして受け持ち患者の候補をリストアップし、看護教員と相談する。

☐ ある程度、患者が選定できたら、患者・家族に、学生が受け持つことへの内諾を得る。

☐ 主治医にも学生が受け持つことを伝え、臨床講義の依頼をする。

☐ 学生がよく使用する看護用品の点検を行う。破損や数の不足はないか確認し、必要時、補充する。

☐ 学生の荷物置き場、記録場所など、学生のスペースを確保する。

☐ 学生カンファレンスを行う部屋が病棟にない場合、使用できる部屋を予約しておく。

☐ 臨地実習指導者が委員会などでやむをえず、病棟を離れる場合、代替の指導者をあらかじめ選出しておく。

☐ 実習期間中に病棟で行われる予定のおもな検査、入院患者に行われている治療処置などを把握しておく。

＜臨地実習指導者としての準備＞

☐ 実習の概要がわかる関連書類の準備と内容の把握

☐ 学生オリエンテーション資料（病棟で作成しているもの）

☐ 指導の経過記録

☐ 学生向けのわかりやすい文献・資料の準備

実習生の受け入れに対する病棟の取り組み

MEMO

臨地実習指導者

看護師養成所の運営に関する指導要綱には、臨地実習指導を行う者は「学識経験を有し、かつ原則として必要な研修を受けた者であること」と規定されている。

MEMO

臨地実習指導者講習会

地方公共団体や看護協会などが主催して行われる講習。期間は2〜3か月。看護教育における実習の意義および実習指導者としての役割を理解し、効果的な実習指導ができることを目的とする。

実習生を受け入れると決まったら、あるいは次週から○○学校の○○実習が始まることがわかったら、学校から説明を受けた臨地実習指導者や看護管理者のみの狭い範囲ではなく、病棟全体で支援する環境づくりをします。臨地実習指導者は学校の方針や実習での到達目標、具体的な実習方法などについて機会を見つけて病棟スタッフに伝え、協力を依頼します。

以前、臨地実習指導者講習会の講師をした際に気になったことがあります。それは、受講者の学生時代の実習体験を聞くと「実習生の人格が守られない」「理不尽な指導」「いい思い出はない」といったつらい体験を話す人が目立ったことです。臨床現場は学生中心ではないことは十分承知していても、多忙と権威的な雰囲気のなかでの学習体験が、このような印象になって残っているのです。

学生が臨地で学ぶための環境づくりはとても大切です。病棟の条件を考慮した工夫をすることで、学生を温かく受け入れることができます。臨地実習指導者は、学生とともに学び、支援するといった思いで学生にかかわってほしいものです。

実践 ヒント・ポイント

病棟に受け入れられたと思ってもらう

ある病棟のスタッフ休憩室に入る機会がありました。そこの壁には、今まさに実習している学生の実習目標や指導上のお願いごとが紙に書いて貼ってありました。看護師長は「臨地実習が、スタッフ全体にいきわたるようにと工夫をしているんですよ」と言っていました。

この病棟では、学生が毎日の実習開始・終了時に、病棟スタッフへ挨拶をする際、必ずナースステーションにいる看護師は、仕事の手を休めて笑顔で学生の挨拶を聞いていました。これも学生に対する指導方針として、病棟で申し合わせをして実行しているそうです。こういう雰囲気の病棟では、居あわせた医師までもが、学生の挨拶を笑顔で聞いてくれたりします。

些細なことですが、緊張している学生たちにとって、自分たちが病棟に受け入れられていると実感できる瞬間であり、この病棟で勤務したいとさえ思うようです。

受け持ち患者の選定

① 患者選定は教材選び

実習目的や学生の学習準備状況（レディネス）に応じて患者の選定を行いま

レディネス

一定の学習をさせようとする際に、その基礎条件となる身体的発達、経験、知識などができあがっている状態で、学習への準備性、用意性をいう[2]。

教材

意図的に選び出された教育内容であり、教育目標を習得させるための具体的な事実、特殊な事実、事件、現象のこと[3]。

達成感

達成感が得られにくいのは、不安や悲嘆などの心理問題があり介入が難しい、家族への介入が必要だが家族に会えない、循環動態が不安定でバイタルサインの測定ができないケースなど。

す。学生は初学者ですから、学校側が提示する選定条件には、

①コミュニケーションがとりやすい

②病態がわかりやすい

③実習期間にわたって入院している

などが要求されることが多いと思われます。しかし、病棟の特徴上、求められても無理な条件もあると思います。

　コミュニケーションを目的とした実習なのか、生活援助技術の学習が目的なのかなど、実習のねらいと病棟の特徴を考慮して、受け入れる学生数も検討しなければなりません。病棟の特徴を知っている臨地実習指導者でなければ調整できない重要な要件です。これは指導を引き受けた責任でもありますから配慮をお願いします。

　また、できるだけ症例数の多い代表的な疾患であることも、学生が学習するうえではとても重要です。教育的観点からいえば、患者は教材です。個々の患者を選定するということは、その前提には、個々の患者ごとに教育内容（教育計画）が少なくとも頭に浮かんでいなければなりません。

❷ 実習の達成感を得ることができる患者

　患者選定条件で見落としがちなのは、学生が実習終了時に達成感を得ることができる患者かどうかということです。一般病棟において精神的・社会的看護問題の優先度が高い患者や、重症すぎて学生がケアにほとんど参加できず、見学が主となるような患者は受け持ち患者としては不適切です。

　初学者である学生は、実践をとおして、その成果を確認しながら、看護の喜びを実感していきます。患者選定は教材選びであることを忘れず、病棟の特徴を活かした教材について、しっかり見極めておきましょう。

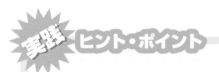

脳神経に障害のある患者の選定

　患者選定において、たとえば脳神経に障害のある患者で、失語症のためコミュニケーションはとれなくても、日常生活援助が徹底的に経験でき、リハビリテーションもあるのなら、他職種との連携の実際も学べます。この患者を選定することも可能でしょう。その際、学生は言語的な情報収集が不十分になることは明らかですから、その不足を臨地実習指導者が介入するという指導計画を立てればいいのです。

　また、学生は患者からの「ありがとう」という言葉で、看護の喜びや実習の意義を見いだすことが多いものです。臨地実習指導者は、患者からの反応は言葉だけではないことを学生に気づかせ、患者の表情や皮膚状態の改善、座位バランスの安定など、患者の良好な変化を広く評価させることで、看護の成果に気づかせ、脳神経疾患患者の特徴や看護についての理解を促せば良いと思います。

❸ 患者と家族の同意

　学生が実習に入る前には患者選定をある程度すませ、患者とその家族から学生が受け持つことの内諾を得ておく必要があります。その理由は大きく２つあります。ひとつは個人情報保護にもとづく観点、もうひとつは無資格者である学生が看護行為を行うという観点です。

　昨今は、受け持ち患者から学生が受け持つことへの同意を書面で得ることが推奨されています（図3、4）。病院や学校がそれぞれ独自の同意書を準備して

個人情報保護

　昨今、パーソナルデータのさまざまな利活用が可能となったことで厳格に個人情報を扱う必要性が高まり、2022年4月1日には「個人情報保護法」が改正された。看護職には「保健師助産師看護師法第42条の2」[6]に守秘義務の規定が、「看護者の倫理綱領」[7]にも守秘義務の遵守と個人情報の保護が示されている。

看護学臨地実習説明書

　○○○○○大学看護学科○年生が、看護実践の能力を身につけるために、看護師および看護教員の指導のもと、受け持ちとして日常生活の援助および診療の補助等の看護援助をさせていただきたく存じます。

　なお、学生の臨地実習は以下の基本的な考え方で臨むことにしております。看護教育の必要性をご理解いただき、ご協力をお願いいたします。

記

1. 学生氏名：

2. 受持期間：　　　　　年　　月　　日 〜　　　　　年　　月　　日

3. 実習場所：　　　　　　　　病院　　　　　　　　病棟

① 学生が受け持つことに同意していただかなくても、不利益を受けることはありません。

② 同意していただいたあとも、いつでも撤回することができます。

③ 撤回された場合においても、不利益を受けることはありません。

④ 学生が看護援助を行う場合、事前にわかりやすい説明を行い、安全性を最優先します。

⑤ 臨地実習をとおして知り得た情報は、他者に洩らすことがないよう保護いたします。

⑥ 臨地実習に関するご意見やご質問は、いつでも看護師や看護教員におたずねください。

　　　　　　　　　　　　　　　　　　　　　　　　　　　年　　　月　　　日

　　　　　説明者：臨地実習指導者　　　氏名

　　　　　　　　　看護学校教員　　　氏名

図 3 …看護学臨地実習説明書（ワークシート7）

看護学臨地実習同意書

　私は、○○○○○大学看護学科の学生の看護学臨地実習について、別紙のとおり説明を受けて納得しました。

　○○○○○大学看護学科の学生○○○○○が、私の受け持ちとなり、看護師・看護教員の指導のもとで看護援助を行うことについて、同意いたします。

年　　　月　　　日

患者氏名：

代理同意人氏名：　　　　　　　　　　　　続柄：

図 4 …看護学臨地実習同意書（ワークシート7）

いることと思います。どういう方法で同意を得るにしても、口頭のみで同意を得た場合は、「いつ、誰が、誰に、どのような説明をし、どういう条件で学生が受け持つことへの同意を得た」という記載を看護記録に残しておく必要があります。

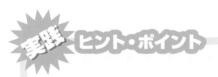

条件つき承諾

　筆者も経験がありますが、患者によっては、学生が受け持つことは承諾しても、学生から注射を受けることは同意しないという条件つき承諾の場合もあります。実習目的や学生が実施するケアの範囲を理解し、患者の同意内容の詳細について把握しておきましょう。

④ 受け持ち患者の決定のための調整

　受け持ち患者候補者リスト（ワークシート6 記入例）から、学生自身がどの患者を受け持つかを決めることは、難しい問題も含みます。学生も患者をイメージできないために、自分の希望をうまく伝えきれない場合もあるようです。

　どういう看護師になりたいか、そのためには今何が課題だと自覚しているかを学生に語らせて、患者を決めていく方法もいいと思います。グループ内で不満や不公平感が出ないように調整することは、以後のスムーズな実習に向けて重要になってきます。

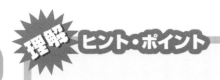

受け持ち患者の選定

　学生が過去の実習でどのような患者を受け持ったかを参考に選定します。コミュニケーションのよくとれる患者を受け持った学生には、あえて意識レベルの低い患者や認知力の乏しい患者を受け持たせ、コミュニケーションのあり方を広く学ばせます。また、日常生活行動が比較的自立している患者を受け持った学生には、技術を学ぶ機会として援助が多く必要な患者を受け持たせます。患者教育の経験のない学生には患者教育の必要な患者を選びます。要するに、少ない実習体験を効果的に学習ができるように配慮します。

　たとえば成人看護学実習では、①コミュニケーションの可否、②技術学習（直接的な身体ケアの有無、患者教育の有無）、③病期（急性期、回復期、慢性期、終末期）、④性別（男・女）、⑤発達段階（青年期、壮年期、向老期）を考慮しています。

看護学実習　受け持ち患者候補者リスト

実習目的：

病棟実習期間　　　　　　年　　　月　　　日（　）〜　　　年　　　月　　　日（　）

病院　　　　　　　　病棟

	年齢・性別 疾患名	治療方針	健康の段階・現在の状態	受け持ち期間中に必要となる おもな看護援助・治療処置	学習目標	特記事項
例	50歳代 男・女 脳梗塞、高血圧	薬物療法 （輸液療法、内服薬） リハビリ （○月○日より開始）	入院○月○日 リハビリ期 （拘縮予防、立位訓練中） 左半身麻痺、理解力良好	車椅子移乗介助、 清潔、食事、排泄介助、 仙骨部褥瘡処置……	生活行動障害のアセスメントができる ADL拡大、合併症予防への援助ができる 発達課題に及ぼす影響の理解ができる	自営業 （クリーニング）
1	60歳代 男・女 脳梗塞 （アテローム性）	リハビリ （OT、PT、ST） 胃瘻造設予定 血糖コントロール	リハビリ期 構音障害、嚥下障害、右 不全麻痺 経鼻経管栄養 座位保持困難、歩行困難 移動は車椅子 高血糖症状、高脂血症あり	日常生活援助全般 胃瘻管理 血糖測定	生活行動障害のアセスメントができる 麻痺を考慮した日常生活援助ができる コミュニケーション方法の工夫ができる 胃瘻の管理ができる 発達課題達成への影響を考えて、患者・家族の心理を推察したかかわりができる	有名企業の営 業マン 妻が毎日来院 結婚予定の娘あり 今後は施設か リハビリ病院 へ転院か
4	40歳代 男・女 肺がん stage Ⅳ	化学療法中止 呼吸困難にモルヒネ投与開始 がん告知ずみ	ターミナル期 12月11日よりモルヒネ 開始 モルヒネ開始より意識レベル3〜10	日常生活全面介助 麻薬の管理 急変時の看護	予後不良状態のアセスメントができる 苦痛を最小にした日常生活援助ができる 麻薬の管理方法が理解できる 患者のトータルペインについて考えたことを述べることができる 病状の悪化に伴う家族の心の動きを推察してかかわることができる 危篤状態に陥った患者の援助ができる	独身 会計事務所を 共同経営 病弱な実母と知的障害のある姉との3人暮らしところ嫁いだ実妹2人が交代で付き添う
5	歳 男・女					

＊　　　　月　　　日（　）に情報提供をお願いいたします。

担当教員：

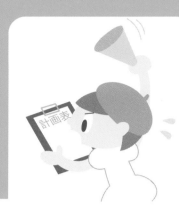

3 指導計画の立案

臨地実習指導者の一日の動き

　ここでは、第1章で述べた「臨地実習指導案」にもとづいた具体的な計画を示します。実際に使いやすい形式を重視しています。まず、臨地実習指導者の具体的な活動を把握しましょう。

1 健康状態のチェック

　実習開始にあたっては、まず、実習開始直前の学生の気持ちや健康状態の確認が必要です。慣れないうちは学生も緊張しています。実習が進むにつれて、自宅での学習の必要性から睡眠不足で実習に臨む学生もいます。また、片頭痛や生理痛など、持病によって実習に支障をきたす学生もいます。必ず、日々体調を確認する声かけを習慣づけましょう。

　健康であることは看護職者として重要な条件です。体調を崩していると患者へ影響するばかりか自分の身も守れないことになります。学生には正直に健康状態を申告させましょう。最近は学生の感染症の既往やワクチン接種の有無の報告を求める実習施設もあります。報告の必要性にかかわらず、学生の感染症の既往やワクチン接種状況を把握しておくことは、感染症患者が発症した場合に適切な対応をとるために重要です。

　筆者の大学では、病棟に出向く前に必ず学生に体温測定をさせています。体調の悪い学生やインフルエンザの流行時期には、昼休みも体温測定をして体調の悪い学生を実習に出さないように配慮しています。また、感染症の既往やワクチン接種状況は感染情報記録表に記載させ、教員が把握しています。いざというときには適切な対応ができる体制づくりが重要です。実習施設も学校がどのような健康管理をしているか知っておく必要があります。

2 身だしなみのチェック

　身だしなみにも学生の実習に臨む姿勢がみてとれます。余裕のない学生は身

<aside>
MEMO

感染症情報

　最近では実習生個々の感染症対策の情報を必要とする施設もあります。B型肝炎、麻疹、水痘、流行性耳下腺炎は検査結果に応じて予防接種が必要です。結核は検査結果によって対応が異なります。インフルエンザの予防接種や検便を条件とする施設もあります。
</aside>

だしなみも十分整えられていないことがあるので要注意です。学生に直接、言いにくいこともあるかもしれませんが、病者にかかわる看護師を育てているわけですから、患者の目線で指導をしてください。もちろん、その前提には病棟スタッフの身だしなみが、お手本になることは言うまでもありません（詳細は第３章❶参照）。

❸ 指導計画の立案

次に学生の実習計画や受け持ち患者の１日のケア計画に合わせて、指導計画を立てます。ケアの内容や、学生のレディネス、受け持ち日数、経験状況により、臨地実習指導者か看護教員か当日の患者担当看護師か、誰が学生の指導をするかを調整します。

評価にもつながるわけですから、臨地実習指導者は、いつも同じ学生ばかり担当すると、学生把握が不十分になってしまいます。また、問題と感じた学生には、臨地実習指導者と看護教員は、交代で指導に入り、互いの評価を確認しあうなどの調整も必要です。

表２に実習初日の臨地実習指導者の行動例を示します。実習初日の指導者には、学生が以後の実習を円滑に進めるための重要な役割があります。学生へは病棟の１日のスケジュールや患者の治療計画をもとに、患者の１日の予定を行動レベルで伝えます。学生が理解したかどうかは、翌日の実習計画を立案させてみれば確認できます。病棟独自のルール（報告の方法など）に学生のとまどいが予想されるなら、慣れないうちは報告のタイミングなども実習計画に記入させると、行動が習慣化できます。

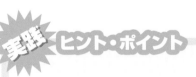

グループダイナミックス

グループ活動のメンバー同士の相互作用のこと[6]。実習グループのメンバー同士で行う励まし、助言、協力などさまざまな相互作用が、学生たちの目標に向かって努力する行動につながる。

実践 ヒント・ポイント

ケア時間調整の意味

よくグループダイナミックスを期待して、事前に学生間でケア時間が重ならないように調整してから実習に来ることを求める臨地実習指導者がいます。学生は、患者のことを最優先に考えて実習計画を立ててきます。病棟や指導体制の都合により、学生の計画を変更することはあるにしても、本来、学生に学ばせるべき実習内容を見失わないようにしたいものです。

❹ 指導計画の変更と確認

また一日のうちで、午前中の学生の実習状況は、学生からの報告、他の臨地実習指導者からの報告、実際にベッドサイドで自分の目で確認をすることで必ず把握しておきましょう。午前中の実習状況によっては、午後の計画変更を行

表 **2** …実習初日の臨地実習指導者の動き

	スケジュール	内容・留意点
9:00	学生が病棟に来る	・笑顔で迎える。 ・自己紹介（自分が実習指導者であること） ・看護師長・スタッフへの挨拶を仲介する。 ・学生の実習記録、参考書などの置き場所を案内する。
9:30	病棟オリエンテーション	①病棟の看護方針、看護体制、患者の特徴 　病棟の構造、設備、物品の置き場所 ②受け持ち患者候補者リストの提示
	実習生との打ち合わせ	病棟のルールにもとづいて、一日の行動について以下を伝える。 ①病棟に来たら、前日の患者の状態を把握する（カルテ、パソコンから）。 ②実習開始前にその日の実習内容の調整時間をもつことを説明する。 例）受け持ち患者の朝の環境整備後に行う。 ③ケアは一人では実施せず、臨地実習指導者または受け持ち看護師、看護教員と行う。 ④ケア後の報告は午前中のことは午前中に報告する。 ⑤バイタルサインの結果は受け持ち看護師に報告するなど、病棟のルールを説明する。
10:00	患者紹介	学生の受け持ち患者の状態等に関する説明をする。 ①学生を受け持ち患者に紹介する。 ②学生に同行し、あらかじめ用意した書面で学生が説明し、患者から同意書にサインをもらうのを仲介する。
12:00 〜 13:00	昼食	
13:00 〜 14:30	情報収集	学生が受け持ち患者を把握するための情報収集の支援をする（カルテの見方、パソコンの操作、病棟の週間スケジュール）。
14:30 〜 15:00	翌日の実習計画立案	学生が立案した計画と病棟の予定を照合し、相談・調整をする。 翌日の実習に向けた課題の確認をする。
15:00 〜 16:00	カンファレンス	一日の振り返りをし、助言があれば伝える。
16:00 〜 16:30	記録の整理	

い、学生に伝達しておきます。変更がない場合も、学生には昼食休憩前に午後の予定を再度確認させることで、学生の心の準備をさせておきましょう。

　これらの実習上のルールは、初日のオリエンテーション時に学生に伝え、学生が実習に慣れる2〜3日は、行動が習慣化されるように適宜声かけをしてかかわりましょう。

実習指導計画の実際

指導計画とは、こうしなければならないという絶対的な形式があるわけではありません。実習の特徴をふまえ、臨地実習指導者として活用しやすい計画を立てましょう。まずは、実習目標を達成させるために、臨地実習指導者としてどのようにかかわるか、おおまかな指導計画を立てておきましょう。

忙しい業務のなかで、学生個々の個性もわからないうちに、詳細な指導計画を立てることに多くのエネルギーを費やし、学生に適用しようとすることは、患者の状況など流動的な要素が多い臨床においては、学生指導の個別性を見失い、残念ながら活かされないことが多いものです。

学生指導の個別性

おおざっぱな週単位の実習計画はあっても、患者の違い、学生の能力の差によって、日案は異なってくる。

❶ 1 日見学実習の計画

ワークシート 2 記入例「実習指導計画書①」では、1日見学実習についての指導計画を実習の準備から 1 日の実習終了の振り返りまで、経時的に立案したものです。1 日の見学実習といえども十分な準備が必要です。

見学実習は初期の学生の実習方法として行われることが多いようです。したがって、初めて訪れる施設での体験や印象は、以後の看護の学習のモチベーションに影響するため、学生を笑顔で迎え、萎縮させない対応に心がけます。また、1 日という短時間での実習は、学生に多くを求めすぎないことも重要です。実習目的をしっかり把握してポイントをおさえた指導や説明を工夫してください。そして目的を達成するためのゆとりあるスケジュールを立案します。

1 日の体験では、不測の事態が生じた場合に備えて、スケジュールの変更に対応できる余裕が必要です。まとめの会では看護師長も出席できるように調整し、実習目的の達成状況を確認できるようにサポートをします。学生だけではまとめの会の運営ができないことも予測されます。会の運営ができることより、学生が素直に自分の学びを発表できる雰囲気を優先します。そして看護の魅力に気づかせる（教える）アドバイスをしましょう。

❷ 3 週間の実習の計画

ワークシート 2 記入例「実習指導計画書②」では、3 週間の実習の指導計画を実習目標別に立案しました。これは 3 週間の期間をとおして段階的に学びを深めていく実習計画の例です。1 ～ 3 週間と期間の差はあるにしても多くの実習があてはまります。

実習の成果は目標の到達度で評価されますから、各々の実習目標に到達させ

るための計画を大づかみに立案しておきます。看護過程の展開は必須でしょう
から、学校が拠りどころにしている看護理論やアセスメントツールの把握は大
事なポイントです。なぜなら看護過程記録のおもな指導は看護教員が行うにし
ても、日々の指導やカンファレンスで学生が混乱しないように、なじみのある
用語を使った指導につなげる必要があるからです。

　受け持ち患者の選定では、代表的な疾患から実習目標が達成しやすい患者を
選定します。実習期間中、いつまでも患者の全体像の把握に時間を費やしてい
ると、看護実践が十分にできないスケジュールになってしまいます。期間を決
めて、学生の不足な部分は臨地実習指導者がアドバイスをして、次の段階へと
進ませましょう。看護計画の立案、実施、評価においては、患者がもつすべて
の看護問題を展開するのではなく、患者の難易度や学生のレディネスを考慮し
て、2、3の看護問題を展開させます。ただし、患者の全体像は理解させたう
えで取り組ませないと、情報の統合ができないため、個別性のある看護の理解
ができません。

　このあたりまで学習が進むと、学生個々に応じた実習計画が必要になります。
技術は何を中心に学ばせるか、援助的人間関係の形成はできているかなど、意
図的にかかわります。またチーム医療の実際、家族へのかかわりの必要性、社
会資源の活用の理解は、指導者や教員がかなり意図的にかかわらないと、学生
は気づかないまま実習を終えてしまいます。あとで評価する段階になって、「し
まった！」と思うことになります。学ぶ機会がなかったことと学ばせる機会を
つくらなかったこととは違います。つねに実習目標を意識した計画が必要です。

③ 日案

　ワークシート2記入例「実習指導計画書③」では日案の例を示しています。
日案とはその日一日の指導案をいいます。実習全体との整合性を考えて立案し
ます。日々変化する患者の状態、学生の学習進度、学生の経験や興味関心を考
慮して作成します。1日ということは、実習開始時間から終了時間までの具体
的な指導内容、指導方法、評価方法を設定することになります。

　ハプニングを想定して、ゆとりのある時間配分にしましょう。

　日案の記入例は、老年看護学実習で片麻痺の患者を受け持った学生の例を示
しています。これは実習2週目の初日（月曜日）を想定しています。表2の臨
地実習指導者の動きや、この日案を参考にして、指導者がその日、意図的に学
生を指導できる使いやすいツールを使えばいいのです。何度も述べますが決ま
った書式があるわけではありません。指導案を作成することが目的にならない
ように注意しましょう。指導に慣れてくると自分に合った指導案をもとに意図

的に指導ができるようになります。意図的な指導を行えば、学生の成長の評価や、自分自身の指導の振り返りも容易にできるようになります。

複数校受け入れの問題点

学ぶ権利の保証

日本看護系大学協議会・看護学教育研究倫理検討委員会は、「看護学教育者は、学生の利益を尊重した意義ある実習が実施できるような人的・物的環境を調整する責務を有する」としている[7]。

　基本的には、同じ病棟で、同時期に、教育理念も教育目標も違う学校の受け入れは望ましくありません。学校の教育方針も学年も時期も異なり、その異なった学生たちを病棟スタッフは区別することはできないでしょう。その影響は何より学生の学習効果の減退へとつながります。実習は授業です。評価もしなければなりません。実習を引き受けるということは、学生の学ぶ権利を保証し、教育の責任を引き受けることです。

　万が一、不測の事態が起こり、2校を一つの病棟で実習させなければならない場合は、極力混乱を避けるように、学校ごとで別べつの臨地実習指導者を立て、指導者間で患者選定や学習内容の調整を行う必要があります。学生の記録場所、荷物置き場などの専有スペースや看護用具も2校分準備する必要があります。そしてどんな場合も、2つの学校を比較するような発言や行動があってはなりません。

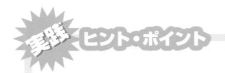

2校の学習内容に格差

　2校を引き受けた経験のある看護師長から聞いた話ですが、その病棟はチーム別看護を行っていたので、スタッフの混乱を避けるため、ひとつの学校をAチーム、もうひとつの学校をBチームに分けて、受け持ち患者も臨地実習指導者も各チームから選定して指導を行ったそうです。幸い、学校のユニフォームの色が違っていたため、学生の識別においてスタッフ間の混乱は避けられたものの、各々のチームは同質ではないため、引き受けた2つの学校の学習内容に格差が生じてしまい、学びの公平性が保証できなかったそうです。

学校・対象者	○○大学看護学科1年生　5名
実習名	ふれあい実習　（見学実習）
実習期間、実習時間	病棟実習1日：8/3（火）8:30〜16:00（病棟は午前中のみ）
学生の背景 （学年、既習学習等）	○○大学看護学科1年生　5名 入学後6か月なので、専門科目の一部のみ履修（解剖学、看護学概論）
実習のおもな目標	見学実習　①医療機関における看護師の活動を知る。 　　　　　　②看護の現場を早期に見学することにより学習への動機づけを高める。
実習開始までの 準備と調整 （病棟スタッフ、物品類、 受け持ち患者、 個人的準備など）	①実習指導計画 1）実習前日に、○○大学看護学科1年生の実習があることを病棟の看護師にアナウンスし、協力を依頼する。 2）看護師1名に学生1名がついて午前中、ケアの見学をするので、担当する看護師5名をその日の勤務帯の看護師から決めておき、連絡をとる（必要時主任等に相談する）。 3）実習当日の午前中のスケジュールを立案し、主任あるいは看護師長に報告する（必要時助言を得る）。 　〈内容〉 　・学生の挨拶と職員の挨拶 　・病棟オリエンテーション：病棟の特徴、看護体制、病棟構造と特徴、ケア上の留意点 　・担当看護師に紹介：看護師に12:00まで同行させてもらう。行っている行為の説明やケア時に注意していることを可能な範囲で説明してほしいことを看護師に依頼する。この看護師たちの学生への対応をときどき巡回して確認する。 　・12:00に学生全員が昼食休憩のため病棟を出たか、遅れた者はいないか確認する。 　＊午後のスケジュール　　13:00〜13:40　看護部長の話 　　　　　　　　　　　　　13:40〜15:00　病院見学 4）15:00〜16:00　　まとめの会に出席 　・学生へのエールとしてひと言述べる準備をしておく（スタッフから情報を得ておく、見学態度の件、今後期待すること、看護職の魅力のことなど） ②今回の実習指導の振り返りをする。 　・学生への対応についてどうであったか（受容的で、親切であったか）。 　・学生の反応 　・スケジュールはどうであったか（見学時間など）。 　・後日行われる学校側との連絡会の際に、連絡、相談、情報提供する必要がある事項を整理しておく（忘れないため）。

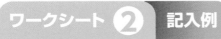
学校・対象者	○○大学看護学科 3 年生　5 名
実習名	成人慢性期看護学実習
実習期間、実習時間	実習期間：10 月 6 日〜10 月 24 日 実習時間：9:00 〜 16:30
学生の背景 （学年、既習学習等）	○○大学看護学科 3 年生　5 名 ほとんどの専門科目を履修ずみ 実習は基礎看護学実習で看護過程実践実習を 2 週間実施した（9 月）。 応用実習では最初の実習である。 ＊可能ならば、技術試験実施状況など、当該実習に関連する学習レディネスも把握しておく。 例）2 年次 5 月に教育活動のロールプレイを実施 　　3 年次 7 月に一時吸引（口腔・鼻腔・気管）の技術試験を実施
実習方法と 実習のおもな目標	受け持ち患者 1 名を受け持って実習する。看護診断、アセスメントはゴードンの機能的健康パターンを使用。 ①慢性的な健康問題をもった成人を身体的、精神・心理的、社会的側面を統合して理解できる。 ②患者・家族の価値観や信念を尊重し、発達課題やライフスタイルへの影響を考慮した看護過程が展開できる。 ③患者のセルフケア能力に応じた看護技術を選択し、安全かつ安楽に提供できる。 ④保健・福祉・医療チームのなかでの看護の役割を説明できる。 ⑤理論と実践の統合をとおして看護の役割を深く理解し、看護専門職者として適切に行動できる。
実習指導計画の概要 （教員と事前に打ち合わせをして共通認識をもっておく）	＜受け持ち患者＞ ・脳血管障害のリハビリ期、またはパーキンソン病の服薬コントロールの患者を選定する。 ＜実習目標①、②について＞ ・受け持ち患者の病態関連図を書かせ、学生が患者の全体像をどれくらい把握したか確認する（1 週目の金曜日のカンファレンスまで）。 ・患者・家族の病気の受けとめ方や、退院後の希望など、対象の価値観に関連する情報を得ているか確認する（実習中に家族に会えない学生には家族の情報を意図的に提供する）。 ・学生が受け持ち患者に実施・評価までできるおもな看護問題をピックアップし、学習させる。今回は初学者のため、下記のわかりやすく、学生の介入しやすい看護問題のなかから 2 個程度を学習課題とする。 ・看護問題例）　#摂食セルフケア不足、#身体可動性障害、#便秘、 　　　　　　　　#身体外傷リスク状態、#皮膚統合性障害、#感染リスク状態、 　　　　　　　　など。 ・また、可能ならば、（医学問題）をひとつ。 　　　　　　　　RC：再梗塞、RC：再出血、など。

	＜実習目標③について＞ ・学生が実習中に援助の機会の多い技術について評価対象とする。清拭、体位変換、移乗、経管栄養、あるいは指導技術（患者教育）など。 ・安全の確保、安楽への配慮、患者のセルフケア能力を妨げない方法について指導し、上達状況を評価する。 ・学生自身への負担の軽減や物品の経済性についても考えさせる。 **＜実習目標④について＞** ・医師やリハビリの専門家、病棟担当の薬剤師との連携、退院支援会議、ケアマネジャーの訪問場面など、実際の機会をとおして学習させる。 ・毎日のカンファレンスを活用して、意識づける。 **＜実習目標⑤について＞** ・実習評価表の「態度」の項目について指導する。
その他 受け持ち患者以外でも 経験させたい技術項目	一時吸引 経管栄養 移乗 意識レベルの見方、瞳孔の観察 脳血管造影見学と前後の看護 ROM（関節可動域測定）＊リハビリ時に PT といっしょに行う。 MMT（徒手筋力テスト）＊リハビリ時に PT といっしょに行う。

指導日：実習第 2 週目 1 日目（月）
本日の指導目標
・先週、中間カンファレンスで看護計画を発表したので、立案した看護計画と日々の行動計画が一致していることに気づかせる
・VS の測定を単独で行うことができるように指導する。

時間	行動計画	指導方法・留意点	評価の視点
8:15	実習開始の準備	・笑顔で迎え、学生の表情、体調、身だしなみを確認する。 ・受け持ち患者に挨拶に行っていることを確認する。 ・前日の患者の状態をカルテから把握していることを確認する。	（観察） 学生の表情や行動から実習に馴染んできたか、患者との関係は良好か、スムーズに実習が開始できそうか判断する。
8:30	申し送り	申し送りの内容から本日の受け持ち患者の状態を把握させる。	（発問） 週末から今朝までの患者の状態は？ 先週と比べたアセスメントは？
8:45	本日の行動計画発表	・申し送り内容や今朝の挨拶時の患者の状態をもとに行動計画の修正の必要性を確認する。	（観察） 大きな声ではっきりと発表できているか。
	行動計画の指導	・行動計画の妥当性を確認する。 ・看護過程記録で立案した計画と本日の援助計画が関連していることを気づかせる。	（観察） 本日の患者の状態をもとに行動計画を修正する必要性に気づき変更できているか。
	行動計画の調整	・学生が立案した行動計画と病棟の予定を照合し、相談・調整をする。 ・他学生の行動計画も確認し、時間調整を行い、必要時、看護教員、スタッフに依頼する。	（発問） 行動計画を修正した根拠は？ 援助は、どの看護問題、看護目標を達成するための援助か？ 今日の援助の目標は？
9:00	環境整備 シーツ交換の実施	・学生は初めて病棟のシーツ交換に参加することを踏まえ病棟のルールを説明する。 ・患者にシーツ交換の目的、方法を説明し同意を得ているか確認する。 ・シーツ交換後のベッド周囲の整理整頓状態（元の状態に復元）を確認する。 ・左片麻痺の患者の生活をイメージさせて考えさせる。 ・メンバー間で協力し合って行っているか。他の患者との違いから看護師が行う環境整備の意味を考えさせる。	（観察） 受持ち患者に目的、方法を分かりやすく説明できているか。 左片麻痺の患者の安全、安楽、自立を考慮した環境整備ができているか。 （発問） グループメンバーの患者のシーツ交換や環境整備の違いから、看護師が行う環境整備の意味は？

10:00	バイタルサインの測定	1週目で患者のVS測定はできるようになっているので学生単独で実施させる。週末の状態を踏まえて観察内容を事前に確認してからベッドサイドに行かせる。	（発問） 観察内容と測定時の留意点は？ 実施時のコミュニケーションで注意することは？ 麻痺側への配慮は？
	VSの報告	単独実施なので報告はすぐに受ける。測定値や観察内容の報告から今までの経過との違いがあるか、必要な観察内容が報告できているか確認する。観察内容に不足がある場合は助言し、一緒に観察をする。 観察した内容を正確に記録できているか確認する。	（発問） 測定値と観察内容は？状態のアセスメントは？ VSの結果から全身清拭実施の可否は？
10:30	全身清拭	老化に伴う皮膚の脆弱性と浮腫のある麻痺側を損傷しないように注意させる。 スタンダードプリコーションに基づいた実施をさせる。 安全、安楽、自立（介助量）に配慮した手順で行えているか確認する。看護計画と乖離していないか確認する。 実施は15分を目途に行わせ、延長しそうな場合は、指導者が代わって実施する。	（発問） 全身清拭の目的と留意点、看護計画との関連は？ （観察） ・物品の準備に不足はないか。 ・患者に適切に説明しているか。 ・実施時は、皮膚の脆弱性への配慮、清拭タオルの温度、左片麻痺への考慮、全身の観察、プライバシーと保温、声掛けができているか。
11:00	報告	観察事項や患者の反応を適切に報告させる。 援助は計画通りできたか、できなかった場合は理由を考えさせる。	・患者の反応を捉えているか。 ・環境を整えたか。 ・片付けは病棟のルールに基づき実施したか。
		以下、省略	

4
臨地実習指導者と看護教員の連携

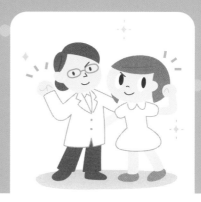

互いの強みを活かす連携

学生が混乱しないように臨地実習指導者と看護教員とで役割を明確にしておくことが必要です。一般的な両者の役割を表3に示します。

臨地実習指導は、臨地実習指導者と看護教員の連携なくしては成り立ちません。一般的に看護教員は看護基礎教育の視点をもち、学内の教育内容に精通しています。したがって学生のレディネスや個性を把握しています。一方、臨地実習指導者はその病棟の看護に精通し、患者の状況を細かに把握しています。また、新しい治療や医療・看護用具など、医療現場の最新の情報をもっています。したがって、教育の実践知をもつ看護教員と、看護の実践知をもつ臨地実習指導者が互いの強みを活かし協働することで、学生個々のレベルに応じた臨地実習指導が可能になります。

MEMO

実践知

本や授業をとおして身につけた理論知ではなく、一般化・普遍化された知見として使えるほどには至っていないが、現場において経験や体験のなかで培われた知恵[6]。

表 **3** …臨地実習指導者と看護教員の役割分担

＜看護教員の役割＞
①実習目的・実習目標を明確にする。
②学生への実習オリエンテーションを行う。
③臨地実習指導者と実習目的・実習目標の確認および実習方法についての打ち合わせを行う。
④受け持ち患者を臨地実習指導者と協議し決定する。
⑤受け持ち患者へ実習目的を説明する。
⑥学生の学習状況を把握し臨地実習指導者と情報交換をしながら指導を行う。
⑦実習終了時は学生とともに次回の実習課題を明らかにする。
⑧実習評価に責任をもつ。

＜臨地実習指導者の役割＞
①看護教員と実習目的・実習目標の確認および実習方法についての打ち合わせを行う。
②受け持ち患者を看護教員と協議し選択する。
③受け持ち患者へ実習協力の依頼を行い、承諾を得る。
④実習中は学生が行うケア内容を把握し指導を行う。
⑤実習中は学生の学習計画・学習目標に応じて、病棟内および他部署との連絡調整などを行い実習環境を整える。
⑥通常行っている看護実践をとおしてロールモデルとなる。

MEMO

教育の相互作用

教育は教育者と学習者の双方向的に行われる協同作業である。教えることは教わることであり、教育をとおしてお互いが相手の成長を促す。一方通行的な教育は単なる情報の伝達に過ぎない。

しかし、臨地実習指導者や看護教員もさまざまな背景で現在に至っていることでしょう。お互いに自分の強みを活かし、不足を補完しあう関係で指導にあたることが望ましいです。教育は相互作用で行われることを認識し、学生も臨地実習指導者も看護教員もともに成長しあえる関係を築くことが重要です。

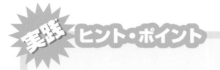

臨地実習指導者の必要性

　学生が臨地実習で行うことは、学生にとっては学習であると同時に患者・家族にとっては看護であることが求められます。しかし、学生は看護の学習途上にいる者であり看護に関しては素人です。学生が行うことが患者・家族にとって看護であることを保証するために専門家の存在（臨地実習指導者）が求められるのです。

　学生には教育を受ける権利があります。また、患者・家族には適切な看護を受ける権利があります。看護者であり教育者である臨地実習指導者と、教育者であり看護者である看護教員が連携することで学生の看護実践を支えていきます。

要望を出しあえる環境づくり

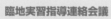

臨地実習指導連絡会議

　学校と施設の実習指導責任者が参加して行う会議。通常は実習前後に行われることが多く、実習状況や実習方法など詳細な連絡調整を行い、円滑な臨地実習の遂行を図る。

　通常、学校と施設は臨地実習指導連絡会議（名称はさまざま）において、指導上必要な事項を協議し決定することで、円滑な実習指導を目指しています。せっかくの連携の場ですから、なごやかな関係のなかで互いに遠慮することなく、要望を出しあえる環境づくりに心がけたいものです。

　また、実習終了後には、終了した実習に関するまとめが学校から連絡会議の場で報告されます。自分たちの指導の評価にもつながり、これからの指導の方向性を見いだすためにも、こういう内容のまとめを報告してほしいという要望を学校に伝えることも必要です。

　上記のような施設と学校の連携を目的とした臨地実習指導連絡会議（年1〜2回開催）には、病棟の責任者が出席されることが多いと思われます。そして実際に現場で直接指導をする指導者には責任者から学校の方針が伝えられますが、方針を具体化した教育内容や指導方法は、やはり、直接、臨地実習指導者と看護教員との連携によって確認することが必要です。筆者は、臨地実習指導者講習会で講師をしていますが、受講生は看護教員との連携の必要性はよく理解してくれますが、アンケートの記述によると「毎年違う教員が来るので緊張する」「教員とどのように情報共有するのか分からない」「教員と連携する自信がない」「教員と打ち合わせをする時間を取る余裕がない」等、思いのほか看護教員との連携に困難感を感じていることを知りました。実は臨地実習指導者

だけでなく、看護教員も、慣れない実習環境で緊張し、病棟の日々の忙しさを肌で感じるがゆえに、指導者への声かけを躊躇していることがあります。

　対策として、実習指導の約束事として、毎日、昼休憩前の5分間を情報交換の時間にするなど、少しずつ始めてみてはどうでしょうか。「ヒント・ポイント：看護教員、看護師長も巻きこんだ指導体制」も参考になると思います。

実習内容と評価内容についての連携

　実際に指導をするうえでは、各病棟でより具体的な連絡調整も必要になります。病棟の臨地実習指導者と看護教員が打ち合わせをする際、実習評価表を活用して、評価項目と実習内容（学生にとっては学習内容）を決めることもできます。すべての評価項目について実習内容を決定する必要はありません。学生のレディネスや実習期間を考慮しながら、最低、この病棟では何が学習できるかを、臨地実習指導者と看護教員とで共通認識しておきます。

　こうしておけば「先生と指導者さんの言っていることにくい違いがあり、どちらに合わせたらいいか悩んだ」などと学生から指導に対する不満や不信感をもたれることもありません。そして実習評価もスムーズになります。

　また、臨地実習指導者と看護教員が互いにうまく連携していても、学生のレベルを考慮しない指導を行うと「学生は経験も少ないのに、患者の状態変化の予測について、先生や指導者さんの臨床経験レベルで求められて困ってしまった」などと学生に負担感を与えてしまいます。

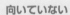

向いていない

「患者とうまく話せない」「記録が書けない」など、できないところばかりを指導すると、学生もできない自分ばかりに目が向き、看護師に向いていないと考える。

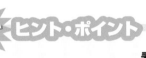

看護教員、看護師長も巻きこんだ指導体制

　看護教員が複数の臨地実習指導者一人ひとりとうまく情報交換ができない場合がありました。相談の結果、看護教員も先の学生指導連絡ノート（30ページ）に参加するようになりました。学生の成長した記録（一人で体位変換ができるようになったなど）や看護教員が出している宿題、学生の気になる行動（促さないとベッドサイドに行くことができずナースステーション内で過ごしている時間が長いなど）を共有することができ、同じ方向性で指導ができました。

　学生指導連絡ノートは臨地実習指導者、看護教員のほか、看護師長も目をとおしました。病棟責任者の看護師長にも実習状況がわかり、看護師長からコミュニケーションが苦手な学生へ「昨日はあなたの実習がない日だったので、患者さんは寂しいとおっしゃっていたわよ」とタイムリーな声かけをしてもらったこともありました。病棟の指導体制を考慮し、学生個々の個性を活かした指導ができた一つの方法であったと思います。

臨地実習指導者と看護教員の連携の実際

　臨地実習指導者と看護教員は、学生の学習を深化させるために必要な事項すべてに連携が必要ということになります。受け持ち患者とのコミュニケーションがうまくとれない、病態の理解が不十分である、情報収集ができない、看護過程記録が書けない、自分は看護師に向いていないのではないかなど、さまざまな学生の状況に出会います。抽象的な情報交換では指導や評価にはつながりません。「技術が雑である」「責任感がない」ではなく、「洗髪時に寝衣の襟元を濡らした」「促さないと検温の報告をしない」など具体的な行動（エピソード）で臨地実習指導者と看護教員は情報を交換します。

　臨地実習指導者と看護教員は、毎日5分ほどでもいいので、学生の状況をお互いに確認しあいながら、どちらが指導をしたほうが効果的かを考えて連携していきます。週末の金曜日には実習評価表を使って中間評価を行い、翌週の学習課題や指導方法について確認しましょう。

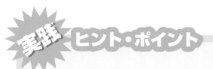

実習施設と学校のユニフィケーション

　ユニフィケーションとは異なる組織が手をつなぎ、看護の質の向上に取り組んでいくことをいいます。筆者の大学では、演習科目に実習施設の臨地実習指導者が演習補助教員として参加し学生指導を行っています。1年間の各看護学領域の演習計画を事前に各実習施設に提示し、演習補助教員を募ります。施設では、演習日時や演習内容に応じて、相応しい指導者を推薦してくれます。臨地実習指導者にとっては、大学でどのような技術教育がされているのかを理解し、実際の指導を通して学生の技術習得レベルや学生の傾向などを把握し、臨地実習指導に活かすことができます。大学も看護技術演習時には少人数制で指導を行うため、多くの指導者を必要とし、教員だけでなく臨地実習指導者が加わることで教育の質が向上します。また、演習後に指導者からいただくフィードバックも、授業評価として大いに参考になります。ちなみに、参加される臨地実習指導者に対する施設の処遇は様々です。出張扱いで参加される指導者、年休を取って参加される指導者、日勤として参加される指導者等です。大学から支払われる講師料も個人や施設が受けとるなど様々です。

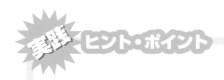

連携における個人情報の必要性

　ときに連携事項として問題になるのは、学生の成績や行動特性などの個人情報の共有です。熱心な臨地実習指導者は、事前に学生の情報を得ることで、具体的な指導計画を立案しようと考えるようです。しかし、学生は日々成長し続けていますし、学内と臨床とでは違った学生の姿があります。実習も老年看護学実習や小児看護学実習など対象もさまざまですから、学生にも得手不得手は当然あります。過去の学生の情報は指導上、偏見につながることが多いものです。看護実践に影響するような健康問題であるなら、学生の了承のもと臨床へ情報提供することはありますが、原則的には日々のかかわりをとおして、臨地実習指導者自身の眼で学生を捉えることが望ましいといえるでしょう。

引用・参考文献
1）杉森みど里ほか編. 看護教育学. 第4版. 東京, 医学書院, 2006, 289-91.
2）内薗耕二ほか監. 看護学大辞典（第5版）. 東京, メヂカルフレンド社, 2002, 2224.
3）佐藤みつ子, 宇佐美千恵子, 青木康子. 看護教育における授業設計（第4版）. 東京, 医学書院, 2011, 27-8.
4）看護行政研究会編. 看護六法. 令和4年版. 東京, 新日本法規出版, 2022, 17.
6）日本保健医療行動科学会監修. 保健医療行動科学事典. 東京, メヂカルフレンド社, 1999, 84.
7）日本看護系大学協議会・看護学教育研究倫理検討委員会. 看護学教育における倫理指針. 看護教育. 49（4）, 2008, 306-13.
8）マイケル・ポラニー. 個人的知識：脱批判哲学をめざして. 長尾史郎訳. 東京, ハーベスト社, 1985, 460.

第 3 章

臨地実習の基本的な指導

この章のねらい

　臨地実習は看護の実践力を身につけるための重要な科目であり、履修時間数も全授業時間数の約3分の1を占めています。その学習過程において、実習の進め方・学ばせ方は、基礎看護学実習から各領域の実習（地域・在宅、成人、老年、小児、母性、精神看護学）や統合分野の実習へと段階的に進められます。

　この章では、臨地実習の基本的な指導として、初めて看護の現場で学習する際の基本的なマナーや実習初期における特有なサポートの仕方、そして実習指導の主たる要素としての看護技術、患者教育、カンファレンスのサポートについて、臨地実習指導者として理解しておく必要がある内容をまとめてあります。

臨地実習における学生のマナー

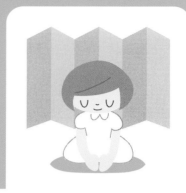

現代のマナー指導を考える

MEMO

価値観の多様化

従来の一元的な価値観からさまざまな異なる考えが出現してきている。従来の人生観、仕事観、結婚観なども変化し多様化している。

MEMO

価値観による排除

何に価値をおくかは人それぞれである。そのため、自分が価値をおかないことは受け入れないといったことが無意識のうちに生じやすい。

マナーやエチケットはよい人間関係を保つうえで重要であり、健康障害をもった患者が入院している病院では当然のことながら相手に不快な思いをさせないための気づかいが必要です。また「看護はサービス業であるから患者さんが好感をもてる身づくろいをすることが必要になる」と言われます。

しかし、今日は価値観が多様化しているので、こうしなければいけないと判断を示すことが難しくなってきています。また、人は自分の価値観に合うものは受け入れますが、価値観に合わないものは排除する傾向があることは否めません。そのようななかで、学習者である看護学生が納得できる実習におけるマナーをどのように指導したらよいのか、茶髪の学生や爪の長い学生、臨地実習指導者に逆切れする学生に出会うことで、学生が何を考えているかわからないといった悩みが臨地実習指導者に多くなったようです。あるいは、どこまで厳重にしたらよいのかといった迷う声も聞かれます。

よくおしゃれは自分のため、身だしなみは相手のためといいます。その区別を実習前には学生に十分知らせておくことが必要となります。ここではそのような学生への指導に際して役立つ考え方についてあらためて考えてみます。

臨地実習におけるマナー指導の必要性

「臨地実習においてなぜマナーが必要なのか」に対する答えとして以下のことがあげられます。

1 第一印象をよくする

よい人間関係をつくるには第一印象が大切です。看護は患者や家族との人間関係を形成できないとケアができません。つまり、第一印象が悪いと援助関係が成立しにくいことになります。第一印象をよくするには挨拶、身だしなみ、

言葉づかいなどのマナーが重要です。

　ビジネス書でもよく紹介されるアルバート・メラビアン氏が提唱した「メラビアンの法則」[1] というものがあります。人の印象を決める際に参考となる要素は 3 つあり、それぞれ視覚情報が 55％、聴覚情報が 38％、言語情報が 7％の割合を占めるとされています。視覚情報には、服装や身だしなみ、表情などが該当します。聴覚情報は、話している「内容」ではなく、「話し方」「声色」「声の抑揚」などが該当します。言語情報とは、話の内容のことです。

　「メラビアンの法則」は第一印象という点では大いに参考になります。ただし、氏が行った実験は、言語・聴覚・視覚においてそれぞれ矛盾した情報を得たときに、視覚・聴覚・言語情報の順に優先されることを示しています。メラビアンの法則を拡大解釈するあまり、相手の話の内容を無視するようなことがあってはなりません。「メラビアンの法則」は、身だしなみや態度、表情といった非言語コミュニケーションで相手に好意を伝えることで、メッセージをさらに強化できるということが本質なのです。

❷ 清潔感、安心感を与える

　学生が実習する学習の場は医療機関が多く、そこは健康障害を起こしてさまざまな治療を受けながら闘病生活を送っている人びとがいる場です。高齢者も多く入院しています。化粧がきつかったり、髪が金髪に近かったりすると緊張感や警戒心を招きやすく、高齢者のなかには金髪を見ると「不良」をイメージする人もいます。「あの学生さん不良っぽいけど大丈夫？」と相談され、学生の実習を断られそうになった例もあります。したがって、初対面から清潔感、安心感が与えられるような身だしなみと言葉づかいが重要になります。

❸ 年長者と適切にかかわる

　言葉づかいの基本は、「です」「ます」の丁寧語を使うことや、「はい」と気持ちよく返事ができることです。また、患者や年長者には敬語を適切に使えることが必要です。学生はふだん自分よりも年長者とのかかわりをもつことが少ないので、実習でとまどう可能性があります。とくに知らない人との関係のあり方を学んできていない傾向がありますから注意深く対応を観察することが必要です。友だち言葉や、馴れ馴れしい対応などに気づくことがあります。

❹ 実習生も病棟の看護チームの一員

　たとえ一定期間の実習生であっても、ユニフォームを着用し、患者をケアすることで、その病院あるいは病棟の看護職の一員として見られます。つまり、

丁寧語

　丁寧語とは敬語の種類の一つで、相手に対して敬意を表現する言葉をいい、「です」「ます」がこれにあたる。敬語にはほかに尊敬語、謙譲語がある。

社会人としての振る舞いが求められるのです。したがって、病院のルールを守り、看護職として信用が得られるような対応・行動をする必要があります。

臨地実習におけるマナー指導の実際

❶ 実習開始前にこれだけは指導したいマナーの基本事項

①社会人としての振る舞いが必要な理由をしっかり説明します。

「立場は学生であっても、実習となれば社会人と同じ行動規範が求められます。言葉づかい、身だしなみ、年配者との対応など、学生モードから社会人モードに切り替えなければなりません」

②身だしなみは自分のためのみでなく、相手への礼儀と相手に不快感を与えないといった相手への気づかい、思いやりの表現です。

③何かを始めるときと終了したときは臨地実習指導者に必ず声をかけることを原則とします。

④挨拶は自分から先に笑顔ではっきり行いましょう。

⑤実習を休まない、遅れないようにします。

❷ 看護系の学校における言葉づかいと身だしなみの指導

通常看護専門学校や看護大学などで学生に指導しているマナーを以下に紹介します。前述した内容と重なる部分がありますが、わかりやすいように、箇条書きで示します。

①人間関係をつくるには、挨拶と身だしなみが重要です。

②笑顔ではっきり挨拶し、相手の心にノックしましょう。

③挨拶は、いつでも、誰にでも自分から先に行います。

④挨拶は続けて実行し、習慣にしてください。

「おはようございます」「ありがとうございました」「失礼します」「昼食に行ってきます」

⑤言葉づかいは丁寧語（「です」「ます」）を使い、流行語や友だち言葉は使いません。

⑥年長者への敬語を適切に使いましょう。

⑦身だしなみをいつも整えましょう。

ⓐ ユニフォーム

つねに清潔でピンとしたものを着用します。ナースシューズも手入れし、汚れのないものを履きます。

MEMO

行動規範

組織や社会においてとるべき行動の基準をいい、日常業務における手順や基準を厳守したり、接遇マナーの励行も行動規範といえる。

MEMO

流行語

ある期間、興味をもたれて多くの人にさかんに使われる単語や句。「やった」「まじで」といった新語・簡略語が実習中につい口に出てしまうことがある。

b 髪型・髪染め（ヘアカラー）

清潔で活動しやすい髪型とし、髪の乱れがないようにします。大きな髪留めは使いません。髪の色は黒に近い色が好ましいという患者の声があります。

c 化粧

うす化粧が好ましいでしょう。香水は匂いに敏感な患者がいるので使用しません。

d 爪

ケアや処置の際に患者を傷つけたり、爪の間に細菌が入り感染につながることがないように短く切り、マニュキア・ペディキュアも避けます。

e その他

ピアス、ネックレス、指輪ははずしてください。下着はナース服から透けないものを着用します。靴下を着用し、色は白に近いものとします。ズボンをずり下げたり、裾を踏んではいけません。靴は足全体を覆うものとし、踵を踏まないようにします。

昨今、カラーコンタクトレンズや、黒目を大きく見せるコンタクトレンズをおしゃれ感覚で装着する学生が増えています。筆者は以前、認知症の高齢者が、おしゃれコンタクトレンズをしていた学生の目を怖がった経験があります。世代の違う高齢者にはおしゃれも異様に感じる場合があることも伝え、装飾品を禁止している意味とともに、患者の安全を守る視点を学生に考えさせるようにしてください。

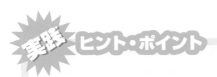

信頼できる髪の色

あるとき年配の女性患者と白髪染めの話をしていたときに、こんなことを言われました。
「私は古いかもしれないけれど、髪の色が茶色や金髪の人を見ると、看護師であっても不良をイメージしてしまい、恐くなってしまう。どうも心から相談できない。信用できない気がする」
この話から看護師が患者に受け入れられ信頼されるには、やはり外観も重要であることを認識する必要があると思われます。

❸ その他の臨地実習に必要なマナー

①実習中は健康管理をしっかり行い欠席をしない、また、時間管理をしっかり行い遅刻をしないようにします。実習の大切さを知っていれば休んだり、遅刻したりはなくなるはずです。欠席をすると体験できなくなり、課題が十分

に達成しにくくなります。また、急に欠席すると実習計画の準備などに影響するため、グループメンバーにも迷惑がかかってしまいます。

②ナースステーションの電話やナースコールには原則として対応しません。仮に応答する場合は、学生であることを明確に伝えます。

③エレベーターに乗る際は、相手を中心に考え、相手の安全に配慮します。先に乗って「開」のボタンを押しましょう。

④同じ注意を何回も受けないように、必要時グループメンバーに伝えます。

⑤病棟を離れるときは必ず、臨地実習指導者に報告し、所在を明らかにしましょう。

TPO

Time、Place、Occasion の頭文字をとって、時・場所・場合に合った方法のことを意味する。

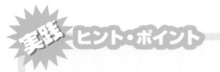

若者のセンスとマナーの基準

　こうしたマナーは高等教育の学生にとって細部まで規定しすぎているといった批判があります。しかし、見学実習の際に「服装は学生らしく、見学実習にふさわしい各自の良識で判断してください」という学生主体の方法をとったときに、バカンスに行くようなサンダルやショートパンツスタイルなど、さまざまな身だしなみ（おしゃれ？）に出会い、冷や汗が出た経験があります。

　若者の価値観やセンスは多様で、「TPO を考えた」と言いますが、その基準は大きくぶれています。指導者としては、学生を型にはめたくない、細部まで指示をしなくても、といった心苦しい心情のなかで、各学校とも似たような規定を設けざるをえないのが現状です。

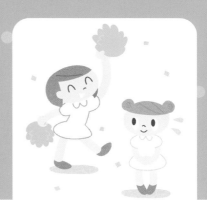

2 臨地実習初期の学生のサポート

臨床と学校の学び方の違い

　初めて臨地実習に臨む学生を指導するにあたって、学生の学び方の背景を理解して関わる必要があります。学校では学生中心の環境で学んできた学生が、施設の患者中心の環境の中に身を置いて学ぶわけですから、戸惑いがあって当然です。指導者にとって臨地は普段の見慣れた日常でしょうが、学生にとっては未知の世界です。学校と臨地での学び方の違いを表1にまとめましたので、学生理解に役立ててください。実習が進んでくると、学生も臨地での学び方に順応していきます。

表 **1** …学校と臨床の学びの違い

	学校	臨地
教育環境	学生中心。一定の学習時間と休憩時間があり、主に教員と学生の関係で成り立つ。学校の規則を遵守することが求められる。	患者中心。24時間にわたって医療が提供されている中で、多くの医療従事者と関わることになる。病院の方針を遵守することが求められる。
学習内容学習方法	一斉で学ぶことが多い。学生が理解しやすいように、教科書を教材として順序立てて系統的に学んでいる。ミスやエラーは自分の失敗として振り返りを行う。受動的学習方法（与えられた情報を覚え、決められた手順で進めていく）が多い。	多くの学習方法を組み合わせた問題解決学習（自ら問題を発見し解決する能力を養う）が求められる。臨地の現場すべてが教材である。ミスやエラーは患者の生命にかかわる。能動的学習方法（自ら考え積極的に実習に参加していく）が求められる。
学習態度	学生の個性により自由な服装で受講する。授業が円滑に進むように静かに受講することが求められる。	積極性が求められる。既定のユニフォームを着用し、実習を円滑に進めるための約束事に基づいて行動することが求められる。
評価	主として知識面の筆記試験で評価される	事前学習、知識、行動、適性、情意、健康、参加度などで評価される。

実習初期に看護が好きになるかかわり

臨地実習の初期に学生は、コミュニケーションがうまくできるか、技術を上手に実施できるかなどの不安や緊張とともに、一方ではやっとほんとうの患者に援助を実施できる、看護師に一歩近づいてきたといった期待ももっています。

この実習初期の指導において重要なのは当該実習の目標達成のみでなく、それと同様に重要なのは「学生が看護を好きになり、看護に関心を深める」ことができるようにかかわることであると考えます。そのための対応としては、実習初期は保護的・教示的に対応し、徐々に自律へと仕向けるといった意図的なかかわりをすることが有効であると考えます。

この実習初期の学生への対応の注意点としては次のようなことがあげられます。

MEMO

保護的・教示的

実習初期は新しい環境になじむまで、気をつけて助け、守るような（保護的）、質問は少なくし、教え示すような（教示的）態度で、指導することが望ましい。

理解 ヒント・ポイント

実習に対する否定的な感情と肯定的な感情

筆者が基礎看護学実習（生活援助実習）における20名の大学生の感情を調査した結果、学生は臨地実習への不安などのマイナス感情のみでなく、楽しみや意欲といった肯定的な感情ももっており、実習の進行に伴い、不安や緊張といったマイナスの感情が少なくなり、実習への適応がうまくいっていることがうかがえました。

学生の学習と成長を支援する姿勢の表現

臨床での教育は学生に実際的な状況において本物を体験する機会を与える場であるといえます。しかしながら学生にとっては未知の場であり、健康障害をもった患者や、医師、スタッフをはじめ、さまざまな人びととのかかわりによる多くのストレスのなかで、臨地実習指導者の学生への笑顔や肯定的な声かけは、学生に安心感や気づかってもらっていることを感じさせます。

初めて会う臨地実習指導者であってもそこには信頼関係が生まれてくるものなのです。初対面の印象はその後の学生－指導者関係を左右するといっても過言ではないほど重要なのです。とくに実習初日の笑顔と配慮は学生の動機づけに影響するため重要なのです。

学生との関係性を築くうえで効果的な態度やコミュニケーション例を示します。

MEMO

動機づけ

動機（何かをしたいという欲求）を高める働きかけ。内発的動機づけ（個人の興味・関心、知的好奇心の喚起）と外発的動機づけ（学習目標の設定、賞賛と叱責、評価）がある。

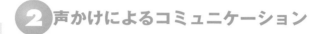

① 効果的な態度

①実習生を笑顔で迎える。

②学生の挨拶に対して、仕事中であってもナースステーションの看護師全員が手を止めて学生に対応する。

② 声かけによるコミュニケーション

①「おはようございます」

②「よろしくね」

③「元気ね」

④「今日から実習ですね。待っていましたよ」

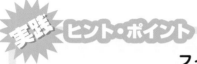

フィッシュ研修

シアトルの魚市場の職場活性化の秘けつをまとめたもの。効果的なコミュニケーションにより卓越したサービスと創造的な職場文化を醸成する。

実践 ヒント・ポイント

フィッシュ研修で効果的なコミュニケーション

ある病棟に基礎看護学実習の学生5名といっしょに行ったとき、学生が「おはようございます。よろしくお願いします」と言ってナースステーションに入ったら、看護師長をはじめ、そこにいる看護師がいっせいに振り向いて、笑顔で挨拶を返してくれました。まるで「待っていましたよ」といわんばかりのニコニコ顔だったのです。学生と私は思わず、顔を見合わせていました。

それ以後も終始その病棟は職員すべてが笑顔で働いていました。実習終了時に看護部長室にうかがった際に「もしかして看護部で最近、フィッシュ研修をしましたか?」とたずねたら「先生、どうしてわかりましたか?」と反対にたずねられました。2週間前にフィッシュ研修を行い、効果的なコミュニケーションを通じ、いきいきとした職場を創りあげることを実践していたということがわかりました。緊迫した臨床現場であっても互いに明るい雰囲気で笑顔と声をかけあって働くことの心地よさが伝わってきた経験でした。

援助関係形成のための学生のコミュニケーション能力の確認

現代の学生は、患者との対応において「自分の感情や気持ちを言語化することが苦手」です。臨床実習においては学生のコミュニケーション能力を早期にアセスメントし、患者との援助関係形成状況の把握と対応が必要となります。

臨地実習初期の学生にとっては、挨拶をはじめとして患者を理解するための話題や話の展開などは、悩みの種になりやすいものです。見知らぬ患者との会話は緊張し、何を話したらよいかわかりません。患者との会話ができなければ、看護に必要な情報も得られず、ケアの実施や看護計画立案に支障が生じることになります。臨地実習指導者は早期（実習開始1～2日）に実習グループメンバー全員の対応能力を見極める必要があります。

援助関係形成

援助者である学生と被援助者である患者との関係をつくること。患者が学生を受け入れなければ、実習できない。看護職や福祉職は対人援助職とよばれる。

そのためには、実習初日に看護教員と分担して学生の状況を確認するのもよいでしょう。必要時には見本を示し、患者との関係形成へのサポートをする必要があります。学生は経験が浅いため、症状のたずね方についても未熟で、専門用語でたずねてしまったりしがちです。これも見本を示したり看護師のコミュニケーションの実際を見る機会に恵まれることで、次第にわかっていくと思います。

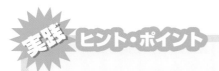

専門用語を使わずに患者と会話

たとえば「胸痛」や「動悸」の有無を確認したくても「胸の痛みや胸がキューンとなることはありませんか」「動くと息が切れたり胸がドキドキしたりすることはどうですか」などと、患者にわかりやすくは聞けない人が少なくありません。実際に学生が患者に問いかけた言葉は「胸の体調はどうですか」といったおかしな質問となり、あわてて助け船を出したことがあります。あるいは肺の聴診をする場面で、学生は「呼吸音を聞かせてください」とお願いしてしまい、患者が怪訝な顔をしているので「ちょっと胸の音を聞かせてくださいね」と言い換えたこともあります。臨地実習初期の学生にとって患者に専門用語を使わず、どのように表現したらよいかは難しいことなのです。

専門用語や略語の使用に注意

先に述べたようなエピソードはあるものの、臨地実習初期の学生が理解している専門用語は、それほど多くありません。むしろ、臨地実習指導者が話す専門用語が通じない場合が多いものです。学校とは違う異世界である病棟の雰囲気のなか、緊張している学生は、自分の学習不足を指摘されないようにという意識もはたらいて、臨地実習指導者の言葉を理解できていなくてもそれを伝えることができません。臨地実習指導者は、黙って話を聞いている学生に対し、自分の指導を理解していると判断してはいけません。また、現場で頻繁に使用している略語にいたっては、学生はほとんど理解できていません。

専門用語や略語を理解できないことは、決して学生の学習不足ではありません。筆者はいつも臨地実習指導者に「ふだん患者やその家族に話すつもりで学生に説明をしてください」とお願いしています。そのうえで自分の病棟で頻繁に使用する専門用語や略語について、理解度を確認してもらっています。学生はすぐに理解して順応していきます。臨地実習指導者もいろいろな実習を受け入れ、指導に慣れてくると、学生が理解できない言葉はおおむねわかってきます。

学生が実習初日の昼休憩時に泣きそうな顔をして「まるで外国にいるみたい」と言うか、「先生、略語辞典も必要ですね」と言うか、以後の実習のモチベー

MEMO
専門用語・略語

看護は専門性が高く、疾患名、症状、検査、看護用具など使われる専門用語も数多い。臨床で頻用される医学用語は略語やカタカナ語で表され、カルテは英語やドイツ語で表記されている。

ションに大きく影響が出てきます。学生は専門用語や略語を使えるようになることが、自分の成長と自覚できてほんとうはうれしいのです。

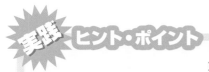

専門用語や略語がわからない苦痛と混乱

　薬剤は学校の薬理学の講義では薬効分類で学びます。臨床では一般名や商品名でやりとりしますから学生は対応できないことが多いのです。また耳で聞いていますから、たとえば「リュウアト」と説明されても、自分の力だけで「アトロピン硫酸塩」までたどり着き、治療薬辞典を引き、副交感神経遮断薬だと理解することは至難の業です。薬剤一つでこんなに学習に時間がかかると知った学生の気力は低下し、学習することを苦痛に感じてしまいます。

　患者オリエンテーションの際も「トランスは一人でできる患者です」と言われても、学校では「（車椅子）移乗」と教えています。せいぜい「臨床では移乗のことをトランスファーと表現することが多い」と教える程度です。トランスを看護辞典で調べると「特殊な意識状態」という説明がされています。これでは、せっかく意欲的に調べた学生はまちがった理解をし、患者理解に混乱をきたします。

看護技術を実践する学生のサポート

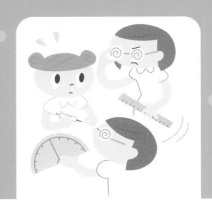

臨地実習において看護学生が行う看護技術の到達度

<table>
<tr><td>

MEMO

正当な目的

行為が客観的な価値を担っていること。実習は看護学生という身分をもって、看護師が行う診療の補助行為の技術の取得が、正当な目的にあたる。

</td></tr>
</table>

MEMO

法益侵害性

法益とは国民の利益のこと。処罰に値する法益侵害性かどうかを判断しなければならない。実際は手段の相当性の確保で判断することになる。

MEMO

手段の相当性の確保

たとえば注射は、医療行為として確立した手段・方法がある。患者の治療効果を考慮しながら、損傷の程度がもっとも少なくなる部位を選定して行うことで相当性が確保される。

臨地実習指導者のみなさんは、無資格である学生がどこまで看護ケアを担うことができるのかをご存じでしょうか。病院の方針として、学生が注射を行うことは危険だから実施させないなどのルールが決められていますか。あるいはすべて看護学校の方針に従って指導をしていますか。

厚生労働省の「看護基礎教育における技術教育のあり方に関する検討会報告書（平成 15 年）」では、学生の臨地実習にかかわる保健師助産師看護師法に適用する際の法的な考え方は「看護師等の資格を有しない学生の看護行為も、その目的・手段・方法が社会通念からみて相当であり、看護師等が行う看護行為と同程度の安全性が確保される範囲内であれば、違法性はないと解することができる」というものです [2)]。すなわち、①患者・家族の同意のもとに実施されること、②看護教育としての正当な目的を有するものであること、③相当な手段、方法をもって行われることを条件にするならば、その違法性が阻却されると考えられるということです。ただし、④法益侵害性が当該目的から見て相対的に小さいこと、⑤当該目的から見て、そのような行為の必要性が高いことが認められなければなりませんが、正当な看護教育目的でなされたものであり、また、手段の相当性が確保されていれば、これらの要件は満たされるものと考えます。それぞれの学校や施設の教育方針で、さまざまなリスクや学生のレディネスを考慮して、学生が行う看護技術の基準について合意を得ておきましょう。

また、厚生労働省では、現在の教育実態を踏まえ、将来を担う看護職者を養成するための看護基礎教育の内容と方法について報告書をまとめています（看護基礎教育検討会報告書 2019 [3)]）。その中で、免許取得前に習得することが求められる必要最小限の技術項目を 71 項目に整理して示しています。さらに学内で行う演習と臨地で行う実習では、卒業時に求められる到達度のレベルは異なるため、それぞれの到達度も分けて示しています。報告書で示された「看護

師等養成所の運営に関する指導ガイドライン 別表13-2、看護師教育の技術項目と卒業時の到達度（改正案）表9」については、表2をご覧ください。

臨地実習指導者と看護教員は個々のケースに応じて実施の可否は異なるため、しっかり判断することが重要です。学生と患者・家族との人間関係、場合によっては学生と患者の性別なども考慮します。学内での技術習得のレディネスも把握しながら、臨地実習では、「Ⅰ：単独で実施できる」「Ⅱ：指導の下で実施できる」「Ⅲ：実施が困難な場合は見学する」を念頭に置いて学生に実施させる技術指導を行います。看護教員や臨地実習指導者があらかじめ定めた到達レベルでの実施が適当でないと判断した場合にはこの限りではありません。参考までに、表3（72ページ）に筆者が担当していた成人慢性期看護学実習において「看護学生が行う基本的な看護技術の基準」を示します。学内での学習状況や臨地での汎用性などを考慮して作成しました。これはあくまで参考であり、個々の状況に応じて看護教員と臨地実習指導者（施設の方針）とで学生ごとに決めています。受け持ち患者が決定したら、ワークシート8を活用して、学生に学ばせる看護技術の計画を立てておきましょう。

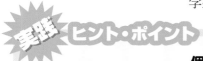

個々のケースに応じて看護技術の実施を検討

循環器病棟の実習生が狭心症の患者を受け持ち、経皮的狭心症治療薬を1日1回貼り替える機会があった場合、いくらこの薬剤が劇薬であっても、学生がこの薬剤の特徴や適応、使用時の注意事項などの学習が十分で、患者の同意もあり、臨地実習指導者とともに実施するなら要件は満たされていますので実施させます。

看護技術を指導する際の留意点

❶ 準備から後片づけまでの一連を確実に実施できるように指導する

看護学生は初めて医療施設である病院においてケアを学んでいるわけですが、臨地実習指導者とともに実施するとしても必要物品の準備から実施、後片づけまでを自分の力で体得する必要があります。臨地実習の場ではそれぞれ約束事や決まりがあるので、それらをきちんと守った行動がとれているか注意が必要です。特に準備や片付けにおいては、施設で実施しているスタンダードプリコーションの説明が影響します。片付けにおいては、感染性廃棄物と非感染性廃棄物の処理方法について、施設のルールをしっかり説明しておきましょう。

たとえ学生であろうとも、一時的には看護チームの一員になるわけですから自分自身の行動に責任をもつ重要性を自覚させることが必要です。確実に実施

MEMO

指導体制の確立

注射のように身体に直接影響する行為では、知識・技術・リスクなどを学生に教授し、可能ならば模型などで練習を行う。そのうえで指導・監督のもとに実施することで指導体制を整える。

スタンダードプリコーション

CDC（米国疾病管理予防センター）が提唱し推奨する感染予防策で標準予防策ともよばれる。患者の汗を除く分泌物（血液・体液）、排泄物、傷のある皮膚、粘膜などを感染の危険を有するものとみなして、その取扱いに注意する。スタンダードプリコーションは、感染症の有無を問わず、全ての患者を対象に実施する基本的な感染対策である。具体的な対策としては、手指衛生、手袋やガウンの適切な使用・廃棄、器具や器材の適切な消毒・滅菌などの取り扱い、患者の隔離などが挙げられる。

表 **2** …看護師教育の技術項目と卒業時の到達度（改正案）

■卒業時の到達レベル

＜演習＞

Ⅰ：モデル人形もしくは学生間で単独で実施できる

Ⅱ：モデル人形もしくは学生間で指導の下で実施できる

＜実習＞

Ⅰ：単独で実施できる

Ⅱ：指導の下で実施できる

Ⅲ：実施が困難な場合は見学する

項目		技術の種類	卒業時の到達度	
			演習	実習
1．環境調整技術	1	快適な療養環境の整備	Ⅰ	Ⅰ
	2	臥床患者のリネン交換	Ⅰ	Ⅱ
2．食事の援助技術	3	食事介助（嚥下障害のある患者を除く）	Ⅰ	Ⅰ
	4	食事指導	Ⅱ	Ⅱ
	5	経管栄養法による流動食の注入	Ⅰ	Ⅱ
	6	経鼻胃チューブの挿入	Ⅰ	Ⅲ
3．排泄援助技術	7	排泄援助（床上、ポータブルトイレ、オムツ等）	Ⅰ	Ⅱ
	8	膀胱留置カテーテルの管理	Ⅰ	Ⅲ
	9	導尿又は膀胱留置カテーテルの挿入	Ⅱ	Ⅲ
	10	浣腸	Ⅰ	Ⅲ
	11	摘便	Ⅰ	Ⅲ
	12	ストーマ管理	Ⅱ	Ⅲ
4．活動・休息援助技術	13	車椅子での移送	Ⅰ	Ⅰ
	14	歩行・移動介助	Ⅰ	Ⅰ
	15	移乗介助	Ⅰ	Ⅱ
	16	体位変換・保持	Ⅰ	Ⅰ
	17	自動・他動運動の援助	Ⅰ	Ⅱ
	18	ストレッチャー移送	Ⅰ	Ⅱ
5．清潔・衣生活援助技術	19	足浴・手浴	Ⅰ	Ⅰ
	20	整容	Ⅰ	Ⅰ
	21	点滴・ドレーン等を留置していない患者の寝衣交換	Ⅰ	Ⅰ
	22	入浴・シャワー浴の介助	Ⅰ	Ⅱ
	23	陰部の保清	Ⅰ	Ⅱ
	24	清拭	Ⅰ	Ⅱ
	25	洗髪	Ⅰ	Ⅱ
	26	口腔ケア	Ⅰ	Ⅱ
	27	点滴・ドレーン等を留置している患者の寝衣交換	Ⅰ	Ⅱ
	28	新生児の沐浴・清拭	Ⅰ	Ⅲ
6．呼吸・循環を整える技術	29	体温調節の援助	Ⅰ	Ⅰ
	30	酸素吸入療法の実施	Ⅰ	Ⅱ
	31	ネブライザーを用いた気道内加湿	Ⅰ	Ⅱ
	32	口腔内・鼻腔内吸引	Ⅱ	Ⅲ

項目		技術の種類	卒業時の到達度	
			演習	実習
6. 呼吸・循環を整える技術	33	気管内吸引	II	III
	34	体位ドレナージ	I	III
7. 創傷管理技術	35	褥瘡予防ケア	II	II
	36	創傷処置（創洗浄、創保護、包帯法）	II	II
	37	ドレーン類の挿入部の処置	II	III
8. 与薬の技術	38	経口薬（バッカル錠、内服薬、舌下錠）の投与	II	II
	39	経皮・外用薬の投与	I	II
	40	坐薬の投与	II	II
	41	皮下注射	II	III
	42	筋肉内注射	II	III
	43	静脈路確保・点滴静脈内注射	II	III
	44	点滴静脈内注射の管理	II	II
	45	薬剤等の管理（毒薬、劇薬、麻薬、血液製剤、抗悪性腫瘍薬を含む）	II	II
	46	輸血の管理	II	III
9. 救命救急処置技術	47	緊急時の応援要請	I	I
	48	一次救命処置（BasicLifeSupport：BLS）	I	I
	49	止血法の実施	I	III
10. 症状・生体機能管理技術	50	バイタルサインの測定	I	I
	51	身体計測	I	I
	52	フィジカルアセスメント	I	II
	53	検体（尿、血液等）の取扱い	I	II
	54	簡易血糖測定	II	II
	55	静脈血採血	II	III
	56	検査の介助	I	II
11. 感染予防技術	57	スタンダード・プリコーション（標準予防策）に基づく手洗い	I	I
	58	必要な防護用具（手袋、ゴーグル、ガウン等）の選択・着脱	I	I
	59	使用した器具の感染防止の取扱い	I	II
	60	感染性廃棄物の取扱い	I	II
	61	無菌操作	I	II
	62	針刺し事故の防止・事故後の対応	I	II
12. 安全管理の技術	63	インシデント・アクシデント発生時の速やかな報告	I	I
	64	患者の誤認防止策の実施	I	I
	65	安全な療養環境の整備（転倒・転落・外傷予防）	I	II
	66	放射線の被ばく防止策の実施	I	I
	67	人体へのリスクの大きい薬剤のばく露予防策の実施	II	III
	68	医療機器（輸液ポンプ、シリンジポンプ、心電図モニター、酸素ボンベ、人工呼吸器等）の操作・管理	II	III
13. 安楽確保の技術	69	安楽な体位の調整	I	II
	70	安楽の促進・苦痛の緩和のためのケア	I	II
	71	精神的安寧を保つためのケア	I	II

できるよう、また不明なことは確認するように指導します。実習生としての最低のルールを守るよう、責任をもつことを自覚させます。最初にきちんと教えておけば、次からは自分でできますから手がかかるようですがここは我慢です。

表 **3** …臨地実習において看護学生が行う基本的な看護技術の基準

項目	指導・監督のもとで実施できる	実施できない
生活援助	環境整備技術、食事援助技術 排泄援助技術、活動・休息援助技術 清潔・衣生活援助技術	
経口内与薬	定期および臨時処方の薬剤 経管栄養からの与薬も可	劇薬・麻薬指定の薬剤 緊急時の薬剤
口腔内与薬	消炎目的としたトローチ、バッカル、軟膏	劇薬・麻薬指定の薬剤 緊急時の薬剤 舌下錠（ニトログリセリンなど）
吸入与薬	慢性疾患患者の症状予防目的の薬剤（インタールなど）	劇薬・麻薬指定の薬剤 緊急時の薬剤
経皮的与薬	消炎・鎮痛・鎮痒・抗菌目的の薬剤 褥瘡潰瘍治療薬	劇薬・麻薬指定の薬剤 緊急時の薬剤
直腸内与薬（坐剤）	緩下剤および消炎・鎮痛・鎮痒・抗菌目的の薬剤	劇薬・麻薬指定の薬剤 緊急時の薬剤
筋肉内注射 皮下注射	定期および臨時処方の薬剤（検査前与薬など）	劇薬・麻薬指定の薬剤 緊急時の薬剤
点滴静脈内注射	定期および臨時処方の薬剤（ビタミン、栄養剤など）の準備・追加	劇薬・麻薬指定の薬剤 重大な副作用の出現する薬剤（カリウム製剤、利尿剤など） 緊急時の薬剤 静脈穿刺
点眼・点鼻・点耳	慢性期の患者の症状予防目的の薬剤	劇薬・麻薬指定の薬剤 緊急時の薬剤
創傷処置	気管切開部、TPN刺入部、胃瘻部	手術創
褥瘡処置	ステージI度まで	ステージII度以上
一時吸引	慢性期の患者	緊急時の場合
膀胱留置カテーテル	同性患者の定期交換	異性の患者、緊急時の場合
一時的導尿	同性患者の定期での実施	異性の患者、緊急時の場合
血糖測定	定期測定	緊急時の場合
その他の診療補助技術	静脈血採血 採尿 グリセリン浣腸 包帯法	皮内注射 静脈内注射 輸血の管理 人工呼吸器の操作 低圧胸腔持続吸引器の操作 救命救急処置技術

「指導・監督のもとで実施できる」とは、実施しようとする技術が特定の患者の状態に適していると指導者や教員により認められ、患者・家族の同意を得て実施できるもの
「実施できない」とは原則として看護師や医師の実施を見学するもの

MEMO

医療廃棄物

医療行為に関する血液などの付着した注射針・包帯・脱脂綿・ガーゼなど。感染性病原体を含む、または付着しているおそれのあるゴミ。医療廃棄物や感染性廃棄物の理解は必須学習事項である[4]。

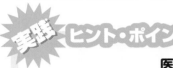

医療廃棄物の扱い、使用物品の消毒、物品の片づけ方

①バケツやベースンを使用後は石鹸で汚れを落とし、最後は雑巾あるいは器械拭き用の布で水滴をきれいに拭き取っておく。

②物品は必ず元の位置に戻す。破損を見つけたらすぐに申し出てケアに支障がないようにする。

③医療廃棄物とその取り扱い、ゴミの分別についてルールを守る。

④使用後のワゴン車は家庭用洗剤で拭いておく。

⑤学生用に物品を区別している場合は、それらの物品（血圧計やベースンなど）は、毎日点検して報告する。

MEMO

知識と実践の統合

学生のもつ知識・技術を引き出し、対象に合ったコミュニケーション技術や看護技術が提供できるように指導する。対象の状況に応じて統合・実践をすることで看護実践能力の基盤を築く。

② 既習の知識を実際のケアに結びつけ、知識を適用することを指導する

　学生のこれまでに学習したことと実習で行うことが、分離していることが散見されます。ベナー（Benner PE）はこのような現象を「初心者は、一般的な知識と個別的な状況とを結びつけることができないことにより、やりたくてもやれない」と述べています[5]。このような初心者の傾向を認識して、「既習の知識と実践の統合」を指導過程に組みこむことが必要になります。ただし、汎用性の高いような基本技術について学ばせるということを忘れないようにしてください。看護師でもめったに遭遇しない技術や、就職してからできるようになればいいような技術まで教材にする必要はありません。それよりも、基本技術を100％教えてあげてください。

右片麻痺がある患者の入浴時の寝衣の着脱場面での既習の知識の適用

　まず、患者が自分で行えるように、どちら側の袖から寝衣を脱ぐとよいかをアドバイスします（既習事項：健側から脱ぐ→実際のケア：左袖から脱ぐ）。では、寝衣を着るときはどちらの袖から着るとよいでしょか。アドバイスしてください（既習事項：患側から着る→実際のケア：右袖から着る）。

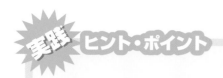

血糖値 172mg/dL の糖尿病患者の観察

「空腹時血糖値の基準値と比べてどうか」「昨日、一昨日の血糖値はどれくらいだったか」「血糖が高すぎるとどんなことが起こるか」「何を観察すればいいか」などを聞き、既習の知識をケアに結びつけていきます。

③ 個人に合ったケア方法を考え、よりよいケアを追求することが重要であることを意識づける

看護行為には目的がありますが、その目的を達成するケア方法はさまざまあり、患者の数だけ方法もあるといっても過言ではありません。臨地実習指導者はともすると、学校で学んできたケアの原理・原則と照らしあわせ、学生のケアの手順や不足部分にとらわれがちになります。もちろん、原理・原則は意味のあることですから、無視することはできませんが忠実すぎるのも考えものです。

目的に応じて患者個人に合ったケア方法を考えさせ、実施し、その結果を評価・修正して、よりよいケアを追求することが重要であることを意識づけることが重要です。原理・原則の学習だけなら学内でできます。患者の条件も物品も環境も学校と臨床では違います。臨床では、自分が行っているケアはこのような目的のために、このような系統的な方法で行っているといったことに気づかせることが必要です。

このことを学生が理解できれば、自らの実践過程を振り返ることができるようになり、成長がみられるようになります。以後の実習においてさまざまな患者を受け持っても、応用していくことができるようになります。

④ 患者の状態に応じて柔軟に対応する必要性を学ばせる

学生は自分が立案した実習計画どおりにケアを実施しようと意欲満々ですが、患者の状態はつねに変化していることから、ときに計画どおり実施できないことがあります。しかし、学生には患者の状態変化に対して計画を変更する必要性が認識できないことがあります。また、認識できてもどのように計画を変更したらいいのかわからないこともあります。こういう機会こそ、臨地実習でしか学べない大切な学習ができるので臨地実習指導者の手腕の見せ所です。

学生思いの熱心な実習施設では、なるべく学内と同じ環境になるようにと、学内と同じ物品を用意して、学生がとまどわないようにと状態の落ち着いた患者を選定するという配慮を示してくれます。しかし、学内の環境をそのまま臨床へ移して、学生を流動的な臨床から隔離してしまうことは、大切な臨床での

MEMO

看護技術の原理・原則

看護技術を用いる際の安全やその効果を満たす基本的な決まり。科学的根拠に裏打ちされていない場合もある。科学的根拠のある原理・原則が学生に根づくように指導をすることが重要。

学びを阻害することになり、ほんとうの臨床の姿や厳しさは学生に伝わりません。それどころか、卒業後の臨床の激変についていけず、リアリティショックの要因にもなりかねません。臨床で提供する技術とは、患者が変化するなかで、患者の安全性、安楽性、自立性をふまえたケアであること、そして使用物品に関しては経済効率も考えられている技術のはずです。省略ではない、応用を身につけさせるような技術指導が必要です。

リアリティショック

多くの知識や技術を要求される現実を前に感じるとまどいや苦痛。現場に目を向ける機会が少なかったためか「想像していた看護業務とギャップがある」といった反応になる。

バイタルサイン測定

バイタルサインを体温、脈拍、呼吸、血圧のみを測定することと勘違いしている場合が多い。本来の意味である生命徴候を考えさせ、患者に必要な観察項目を指導する。

❺ 患者に負担をかけないように学生の技術の未熟さを補う

学生は経験が少ない分、技術が未熟です。バイタルサインの測定に30分もかかったり、全面介助の全身清拭と陰部洗浄に50分かかったりするということもあるかもしれません。しかし、臨地実習指導者が学生の学ぶ機会を奪わないためにと、それを黙認してはいけません。第2章のヒント・ポイント「臨地実習指導者の必要性」でも述べたように、未熟な学生といえども、学生が臨地実習で行うことは、患者・家族にとっては看護であることが求められます。学生が行うことが患者・家族にとって看護であることを保証するために臨地実習指導者が存在するのです。患者の負担を何よりも最優先に考え、必要時には学生が行うケアの主従を逆転させて臨地実習指導者が患者ケアにあたる必要があります。未熟な学生の技術提供は、患者と学生の関係性を壊す原因になります。また学生が積極的にベッドサイドに行くことができなくなる要因にもなります。

臨地実習指導者は学生の技量の程度を早期に把握することで、看護教員や看護スタッフと連携して適切に指導をしなければなりません。未熟なケアの原因が、初めて経験する技術のためなのか、不器用なのか、患者に合った手順について熟考されていないのか、知識不足なのか、患者との関係性が悪いのか、あるいは学生一人で行うには難易度が高すぎるのか、患者の状態と学生のレディネスを考慮しつつ見極めることが必要です。そのうえで、対策を立てて指導にあたります。

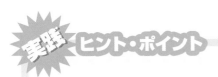

ケアを拒否された学生

筆者は軽い認知症があった患者にことごとくケアを拒否された学生を担当したことがあります。その患者は過去に一度も看護師を拒否したことはありませんでした。拒否の原因を探っていくと、仙骨部に褥瘡のあったその患者に、臨地実習指導者が見守るなか、学生は一人でゴム便器を挿入し、患者に痛い思いをさせたことが判明しました。看護師には一人で実施できる援助も、未熟な学生にはできません。

　学生にどこまでできるように求めるかは、どれくらい学生にその技術の実施のチャンスがあるかも考慮しなければなりません。そして、学生の技術の上達に向けてサポートします。学生の技術のレベルは模倣から始まり、操作、正確な実施、調整を経て、ようやく自然に行えるようになります。最終的には、たった一つでもいいので、学生が得意だと自信をもって言える技術を身につけられるように指導したいものです。学生が「私は臥床患者の清拭が得意になりました」などと、胸をはって言えるようにしたいものです。

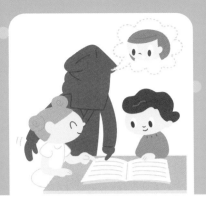

4 患者教育を行う学生のサポート

指導過程の実習

MEMO

行動変容

習慣化された行動パターンを変えることをさす。バンデューラによれば行動変容のポイントは「結果期待感」と「自己効力感」の2つである[6]。

　患者に指導するということは、患者がより健康的な生活を送るための行動変容を助けることです。したがって患者教育とは計画的・継続的な教育のプロセスですから、一朝一夕でできるものではありません。そのため、学生が患者教育を実施するためには、臨地実習指導者のサポートをかなり必要とします。学生の傾向としては、パンフレットを作成することに多くのエネルギーを費やし、できあがったパンフレットを患者に読んで聞かせることが指導をしたことと勘違いしていることも少なくありません。指導過程について正しく理解させたうえで実施させましょう。

学生に指導過程を理解させる

MEMO

学習ニード

看護師が患者に必要と考える指導内容と、患者が知りたいと希望している学習ニードは、必ずしも一致しているとは限らない。患者の学習ニードの高い項目から指導することが望ましい。

　看護の機能は教育的機能でもあります。看護過程と指導過程は同じであることを学生に理解させましょう（図1）。患者指導を行う学生は、指導内容の理解はあたり前ですが（学生はこの理解に時間がかかる）、患者の学習ニードをアセスメントするために、患者のレディネス、学習意欲、学習能力の情報も収集しなければなりません。さらに、指導目標・指導計画、指導用具の作製と課

看護過程	身体・心理・社会的ニード	看護計画	看護介入	患者の病状
	アセスメント	計画	実施	評価
指導過程	学習ニード	指導計画	指導	患者の行動態度

図 1 …指導過程と看護過程（文献7より改変）

題は山積みです。そのうえ、患者指導をするためには、健康メニューが豊富であること、患者に興味をもってもらえるような工夫をすること、そして患者の意志を尊重した内容であることが必要です。実施時には患者からの質問にも答えられる十分な準備も必要です。実施後は、患者の「わかりました」という言葉だけでなく、適切な評価方法も考えて、実施させていきます。個人指導の難しさを、臨床の現場で初めて学生は実感することになります。

理解 ヒント・ポイント

患者教育のポイント

①知識（情報）の提供

  知りたい情報を適切な方法で提供する。   単純なものから複雑なものへと進める。

  患者の好む学習形態で行う。   周期的に休ませる。

  一度に多くのことを指導すると失敗する。

②技術の指導

  原理を単純に教える。   看護師がやってみせる。

  患者や家族が練習し実演する。   あとでわからなくなったときの対処法を教える。

③患者教育に必要なサポート

  情緒的サポート：医療従事者や身近な人からの共感、愛情、信頼、尊敬など

  情報的サポート：問題解決のためのアドバイスや情報提供

  道具的サポート：経済的支援、車での送迎など形のあるサポート

学生が患者指導を行う際の留意点

① 学生が行う患者教育が看護計画のどの位置づけかを理解する

受け持ち患者の退院日が決まったから、退院指導の課題を学生に与えることは本末転倒です。患者の看護問題に対し、看護計画を立てて実施しますが、その一部が患者教育活動です。たとえば看護問題「＃感染リスク状態」に対する教育計画として、手洗いやうがい、マスク着用などの感染予防対策の指導があるはずです。患者指導は看護介入ですから評価が伴います。患者の行動変容を評価するわけですから、患者指導の内容によっては入院中には十分な評価はできないものもあります。いつ、どこで、誰が評価できるのかを学生に考えさせて、患者教育本来の目的を自覚させることが重要です。

② 指導項目は学生が実施可能なものを選ぶ

　患者教育は指導過程にそって行うわけですから、かなりの準備が必要です。そのため受け持ち患者に必要な指導を学生がすべて担うことは困難をきわめます。学生は看護を学びに実習に来ているわけですから、臨地実習指導者は学生が患者指導を実施できるように調整する必要があります。

　患者指導には大きく分けると指導計画の立案と患者指導の実施があります。昨今は入院期間の短縮から、学生がゆっくりと指導計画を立案している時間的余裕のないことが多いと思われます。だからといって指導計画の立案だけでは、指導を実施したということにはなりませんし、学生も満足できないでしょう。臨地実習初期の学生の患者指導は、シンプルな項目を選定することが望ましいです。指導時の患者の反応も大きな学びにつながることでしょう。

　指導用具については指導効果を高める補助となることを学生に自覚させ、経験豊かな臨地実習指導者が判断して、患者に必要か否か、どのようなものがいいかなどをアドバイスします。また、術前訓練や検査のオリエンテーションのように内容に個別性の出しにくいものこそ、病棟の患者指導用具を活用させて、指導方法の個別性を学びとすることが望ましいでしょう。

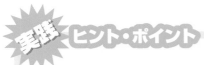

シンプルな患者指導から指導過程を学ぶ

　「#便秘」のある患者で、その原因が水分の摂取不足やベッド上安静であるなら、便秘予防対策として、水分摂取の促しや腹部マッサージなどを、患者が実行できる方法を考えさせて指導することでも、一連の指導過程は学ぶことができます。指導時の患者の反応も大きな学びにつながることでしょう。そして、排便状態が改善されれば、何よりわかりやすい評価につながります。

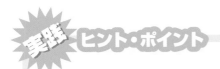

病棟の患者指導パンフレットの使用

　学生が病棟の患者指導パンフレットを使用して指導することに否定的な臨地実習指導者もいるようです。ただ学生には指導過程を学ばせることが重要であり、準備時間の少ないなかで、パンフレット作成に時間を費やし、指導のタイミングを逃してしまうことのほうが失うものは大きいと思われます。

③ 患者の学習ニードをふまえた個別性のある指導の必要性に気づかせる

　指導に個別性を入れることは学生にはかなり難しいことです。学生は概念的

には個別性の必要性は知っています。しかし個別性に気づいたとしても、経験の少ない学生にとっては、患者との年齢差の考慮、生活感覚を活かした指導内容、患者の学習能力に応じた指導方法など、かなり難易度が高いと思ってください。

　甘いものが大好きな糖尿病患者への間食の指導に、学生はフルーツポンチの作り方を考えてきました。この患者は40歳代の独身男性で長距離トラックの運転手でした。「カロリーが低くて甘い間食」が、この学生が考えた患者の個別性でした。この学生は、個別性を考慮する意味が、患者の行動変容を促すためだという本来の目的を忘れてしまっていたのです。

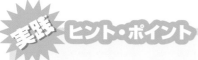

カンファレンスを活用して個別性を学ぶ

　筆者は患者教育で個別性を考えさせる際は、カンファレンスを活用します。学生たちにそれぞれアイデアを出させて、グループで考えてもらいます。学生は「自分が患者だったら」「自分の両親が患者だったら」「自分の祖父母が患者だったら」と患者の状況をわが身に置き換えて、一生懸命アイデアを出してくれます。情報が不足しているところや考えが及んでいない部分は、指導者がアドバイスをすることで、個別性を考える意味について学生は理解していきます。ときには指導者さえも考えつかなかったすばらしいアイデアを出してくれて、感心させられます。

④ 患者に負担をかけないように学生の指導技術の未熟さを補う

　学生は患者指導を行う際、パンフレットや指導計画書を丸読みしているだけで、患者の反応を捉えることができない場合があります。患者は学生が一生懸命指導する姿に、大人の対応をして針小棒大にほめたたえてくれることもありますが、反対に正直な反応を示す場合もあります。患者指導用具は事前に臨地実習指導者や看護教員でチェックをいれ、患者に喜んでもらえるところまで精度を上げることができます。

　しかし、患者に話したり実演したりする指導は、患者との相互作用でもあり、臨地実習指導者も看護教員も予想できない患者の反応に出会うことがあります。説明に一生懸命の学生にとっては、患者の反応を捉えることや、予想外の患者の反応に臨機応変に対応することは難しいことです。学生の関心事は患者からの質問に答えられるか否かということが多いようですが、いちばん難しいのは、患者が興味をもって聞いてくれるかです。

　指導内容が患者のニーズに合っていることは最低のチェック項目です。臨地実習指導者は、患者の反応から最善の方法をとるようにサポートしていきます。患者からの突然の質問には代わって答えることも必要かもしれません。学生は失敗から学んでいきます。起こった事実をきちんと評価させることで、指導過

程を振り返らせます。そして、学生がうまくできていたことはどんなに些細なことでもほめることを忘れないようにしましょう。

　表4は患者教育を行う際の**ワークシート11**「教育活動計画書」の記入例（1号用紙、2号用紙、3号用紙）を示しています。また、表5に学生が行った患者教育を評価する視点をまとめました。こうしたポイントをもとに評価やコメントをするといいでしょう。

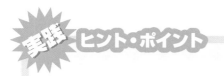

患者指導時の予想外の反応

　20分程度の指導を計画し実施した際、途中で患者から「まだあるの？」と聞かれ、急きょ残りは翌日に実施することにしたことがありました。また、学生の「わかりますか？」の問いに「わかるよ」と答えた患者の目線が窓の外を見ていたこともありました。

表 **4** …教育活動計画書記入例（ワークシート11）

教育活動計画書記入例　（1号用紙）

学籍番号（　　　　　　）　学生氏名（　　　　　　　　　　）

指導内容：	実施予定日　○　月　○　　日

対象者：　患者　　　家族　（　　　　　　）　その他（　　　　　　　　　）

指導目標（期待される結果）
1．インスリン自己注射の方法を説明できる。（認知領域）
2．インスリン自己注射を正確に実施できる。（精神運動領域）
3．インスリン自己注射の実施に向けて前向きな言動がみられる。（情意領域）

今日の指導目標
1）インスリン注射の必要性が説明できる。
2）インスリン自己注射の手順を看護師の誘導で実施できる。

指導に必要な対象の情報
1）対象の特性
50歳　男性　2型糖尿病　営業職　妻と大学生の娘と3人暮らし。妻は昼間パートに出ている。
2年前に会社の健康診断で糖尿病を指摘され現在グルコバイの内服薬でコントロール中。入院前は時々服用し忘れたりしていた。来週からインスリン注射が開始される。低血糖・指先のしびれなどの症状はない。
食事は1700Kcal／日、運動は1日200Kcalで処方されている。食事は間食なしで毎食病院食を全量摂取している………。医師や栄養師などからの説明には妻が必ず同席している。
2）対象の学習準備状況（レディネス）
食事療法の必要性や食事の摂り方、運動療法の意義と方法については以前に指導を受けている。薬物療法については以前もらったパンフレットを持っているが「見えにくいし、忙しかったためほとんど読んでいない」という。低血糖は知っているが体験したことがないので自分には起こらないと思っている。………仕事でインスリンを打てないことがあっても1回ぐらい大丈夫ですか？」と言う。
3）学習ニーズ
本人：早くインスリン注射を覚えて仕事に復帰したいが、会社でどうやって打ったらいいのか………。毎日、注射をうつなんて痛そうで嫌だねえ。痛くない方法はあるの？
妻：何かトラブルがあった場合はどうしたらいいのか心配です。

4）対象に必要な学習内容
①正しい病気の理解、②普段の生活に取り入れることのできる食事療法、③薬物療法の正しい理解と方法
3）指導に関する看護問題
　　#非効果的健康管理（R：初めてのインスリン自己注射、薬物治療や低血糖症の治療法に関する関心の不足、視力障害）

指導場所（　病棟の患者相談室　　　　　　　　　）**指導時間**（　午前10時〜10時30分　　　　　　　　　） **指導用具：**　パンフレット（文字を大きくする）、フリップボード **指導物品：**　注射指示書、ノボラピッド®注フレックスタッチ®、専用注射針、アルコール綿、ディスポの手袋	

教育活動計画書記入例　（2号用紙）

学籍番号（　　　　　　　　）学生氏名（　　　　　　　　　　）

指導項目（時間）	指導内容・方法	指導上の留意点
今日の指導の確認と動機付け（5分）	1．本時の指導内容の説明 1）なぜインスリンが必要か （1）血糖とインスリンの関係について （2）………… 2）インスリン自己注射の実施 3）説明に対する同意の確認 （方法）パンフレット「インスリン注射を安全に行うために」を渡し、ページをめくりながら見出しを見てもらいながらすすめる。	・インスリンを使うことで血糖が改善した症例の具体的数値を示すことで効果的な動機付けをする。 ・これから学習する概略をイメージさせるためにパンフを活用する。 ・一方的にならないように視力障害を考慮して、反応を見ながら、指で指して解るようにゆっくり行う。

教育活動計画書記入例　（3号用紙）

学籍番号（　　　　　　　　）　学生氏名（　　　　　　　　　　）

教育活動を実施した評価（箇条書きにする）
今回の指導は患者も妻も熱心に臨まれ、質問も多く出た。 その理由として考えられることは、 ①対象のレディネスを………… ②動機付けとして、インスリン注射の「有益性」や「期待結果」を提示して………… ③………… ④………… ⑤大きめの文字で作成したパンフレットは ………… 次回の指導に向けての課題は…………

表 **5** …患者教育の評価の視点（ワークシート12）

＜指導内容は適切か＞
　　□ 指導目標は明確か
　　□ 対象者のレディネスを考慮しているか
　　□ 対象者の学習ニードを考慮しているか
　　□ 対象者の発達課題を考慮しているか
　　□ 対象者の生活背景を考慮しているか
　　□ 教材は役立つものであったか

＜指導方法は適切か＞
　　□ 教え方はわかりやすかったか
　　□ やる気を高める行動や思考への働きかけをしていたか
　　□ 適切な時間であったか
　　□ 教える速度は適切だったか
　　□ 声の調子や指導する態度はよかったか

＜患者・家族の満足は得られたか＞
　　□ 患者の満足度は高かったか
　　□ 家族の満足度は高かったか

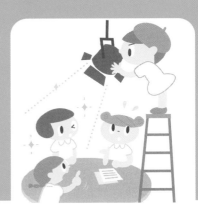

5 カンファレンスを行う学生のサポート

問題解決型と情報共有型のカンファレンス

MEMO

グループダイナミックス

グループのメンバー間に生じる集団力の動き。カンファレンスでは複数のメンバーの意見が行き交う。互いのよいところを取り入れながら、まとまったひとつの結論を導いていく[8]。

臨地実習における学生カンファレンスは、グループダイナミックスを活用して行うものです。一般に、実習で起きたさまざまな課題にグループで取り組み、解決することで問題解決能力を養う目的の「問題解決型」と、看護について自分のもっている情報や個人の学びを、グループで共有する目的の「情報共有型」があります。将来、チームで働く看護職者を目指す学生には、カンファレンスの運営方法や討議方法は身につけさせたい能力です。

一方、カンファレンスを幅広く捉えて実施されている場合も少なくありません。患者の理解を促すために臨地実習指導者が行う臨床講義や、看護計画に関する指導、日々の実習における困ったことの相談など、学習目的に応じて、さまざまな形で行われます。目的によっては、必ずしも学生主体で行わなければならないわけではありません。

学生カンファレンスを指導する際の留意点

ひと言にカンファレンスといっても、臨地実習ではさまざまな場面で行われています。毎日の実習が終わるころに行うカンファレンス、実習の中間に行うカンファレンス、最終日に行うカンファレンスなど、学生の学習内容や学習の進度によって、どの時期にどういう目的で行うかを明確にしておく必要があります。

1 学生主体で行うカンファレンス

臨地実習初期の学生たちは、カンファレンスの運営にもとまどい、意見や判断を言葉にすることも十分できず、重苦しい沈黙のなかで、目的にはほど遠いカンファレンスをすることがあります。効果的な運営をしないと、学びの効果が得られないばかりか、グループ内の関係も悪くなってしまいます。

臨地実習指導者や看護教員は、カンファレンス計画書（テーマ、テーマ設定の理由、導入・展開・まとめの進め方）を事前に確認し、どんな事前学習や資料が必要かについても助言をします。すべて学生任せにすることはしないようにします。カンファレンスも授業です。テーマは学生と臨地実習指導者と看護教員で合意を得ることが必要です。また看護教員は運営についておもに指導し、臨地実習指導者は患者のことをいちばんよく知っている立場としてカンファレンスに参加します。そして一方的に情報を与えるのではなく、学生たちが共同して学習を発展させていけるように、ヒントを出しながらサポートしていきます。カンファレンスは学生にとって、ストレスフルな体験であることを知ったうえでのかかわりが大事です。

② 臨地実習指導者が意図的に行うカンファレンス

　病棟の特徴からぜひ学ばせたい学習テーマをあらかじめ決めておきましょう。たとえば、コミュニケーション障害のある患者の多い病棟の場合、「話すことのできない患者の気持ちの理解と看護師のかかわり方」をテーマとします。そして、ロールプレイングを取り入れたカンファレンスを行うことで学生の理解を深めます。

　また、患者との関係性に悩む学生には、プロセスレコードを教材にしてメンバーで考えることも有意義です。学生が主体的にテーマを選定できない場合もありますから、臨地実習指導者は学ばせたいテーマを受け持ち患者と結びつけて、学生へ提案することも必要でしょう。テーマの条件として、①メンバーの関心が持てるもの、②メンバー全員が理解できる明快なもの、③グループ全員の共通のテーマとなりうるもの、④予定時間以内に解決できるもの、が望ましいでしょう。表6にワークシート14記入例「カンファレンス計画書」を示します。これは主として看護教員が学生に立案させるものですが、臨地実習指導者と教員は、事前にカンファレンステーマについて、確認し合っておくことが必要です。学校や学生に任せきりで、カンファレンスの場に参加するだけでは臨地実習指導者としては消極的なかかわりといわざるを得ません。

ロールプレイング

　自分と違う立場の人になったつもりで、ある問題について考え、表現する。立場や考え方を理解しあうことで、合意形成や他者受容、コミュニケーション能力を高める。

表 6 …カンファレンス計画書記入例（ワークシート 14）

【　　】G	実習場所：　　　　　　　病院　　病棟

開催日時	X 年 □ 月 △ 日（ 金 ）14：00 ～ 15：00
場所	カンファレンスルーム
司会		**タイムキーパー**	
参加者（指導者含む）	
テーマ	運動麻痺のある患者の清潔援助について ～患者にとって安楽な援助方法を考える～
テーマとした理由	初めて実際の患者さんの清潔援助を行ってみて、患者さんの状況に応じて援助方法の工夫が必要であることがわかった。グループメンバー全員が麻痺などによる運動障害のある患者を受け持ち、清潔援助を実施したが、患者にとっての安楽性について難しさを感じた。そこで、それぞれが清潔援助を通しての困難点や工夫したことについて話し合いたい、共有したいと考えた。
運営方法（タイムテーブル含む）	時間　　内容 14：00　導入：テーマおよびテーマの確認・資料の説明（司会） 14：05　展開：①援助の実際についての報告（各自 5 分　全員） 　　　　　　　　②ディスカッション（20 分） 　　　　　　　　・清潔援助の工夫について 　　　　　　　　・患者にとって安楽な援助について 　　　　　まとめ：①討議内容のまとめ 　　　　　　　　　②カンファレンステーマの結果 　　　　　　　　　③今後の課題
準備（事前学習や資料）	事前学習 ① QOL を高めるリハビリテーション「ADL 自立への援助技術」の P. ○-△ 必要な資料 ①プロセスレコード ②看護計画書

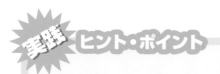

学習を発展させる質問

①学生の気づかない点を質問して気づかせる。　　「患者さんは飲みたくないから水分を飲まないのですか？」

②具体的な事実やデータで考えさせる。　　　　　「痩せていると判断したのは何かデータがあってのことですか？」

③原因と結果をはっきりさせるための質問をする。「尿が混濁していますが、いつから熱が出始めたのでしたか？」

④関連思考を促す質問をする。　　　　　　　　　「便秘？　患者さんはお食事をどれくらい食べていますか？」

⑤比較思考を促す質問をする。　　　　　　　　　「現在は標準体重ですか？　入院前の体重はどうでしたか？」

⑥反対のことを言って刺激する。　　　　　　　　「口から食べてもらえばいいのではないですか？」

⑦答えられそうな人に質問する。　　　　　　　　「○○さん、あなたはこういう経験はありませんか？」

カンファレンスの評価の視点

カンファレンスの目的にもよりますが、実際のカンファレンスでは、**表7**の視点で評価やコメントをするといいでしょう。

しかし、**表7**にあげた項目がうまくできるように、臨地実習指導者や看護教員が、カンファレンスの前や進行中に、意図的なかかわりが必要だということも忘れないでください。そして、終了後にはよかった点や改善点についていっしょに確認しあいましょう。

表 **7** …カンファレンスの評価の視点（ワークシート 13）

- ☐ 討議によって知識の統合ができていたか
- ☐ 討議のなかで体験を意味づけることができていたか
- ☐ 討議からある程度の結論が得られていたか
- ☐ 討議にさまざまな視点から意見を出していたか
- ☐ カンファレンスの内容は満足のできるものであったか
- ☐ カンファレンスの導入、展開、まとめがスムーズにできていたか
- ☐ カンファレンスに必要な資料の準備ができていたか
- ☐ カンファレンスにおける各自の役割を果たしていたか

引用・参考文献

1）A. マレービアン著・西田司他共訳. Silent messages（非言語コミュニケーション）. 東京, 聖文社, 1986.
2）厚生労働省医政局看護課. 看護基礎教育における技術教育のあり方に関する検討会報告書. 2003.
3）厚生労働省. 看護基礎教育検討会報告書. 2019.
4）環境省大臣官房廃棄物・リサイクル対策部. 廃棄物処理法に基づく感染性廃棄物処理マニュアル. 2009.
5）パトリシア・ベナー. ベナー看護論：初心者から達人へ. 新訳版. 井部俊子監訳. 東京, 医学書院, 2006, 17-8.
6）アルバート・バンデューラ編. 激動社会の中の自己効力. 本明寛ほか訳. 東京, 金子書房, 1997, 9.
7）Barbara McVan ほか. 患者教育のポイント：アセスメントから評価まで. 武山満智子訳. 東京, 医学書院, 1990, 224.
8）日本保健医療行動科学会監修. 保健医療行動科学事典. 東京, メヂカルフレンド社, 1999, 84.
9）川島みどりほか. 看護カンファレンス. 第2版. 東京, 医学書院, 1994, 186.

臨地実習における教育評価

この章のねらい

　教育の目的は望ましい学習を成立し、学習者ができなかったことができるようになること、あるいはわかるといった行動の変容ができることにあります。臨地実習指導者は、この望ましい変化が実現できたかどうかを確認するには教育目標を明確にし、不十分なところは補充し到達させていく努力が必要となります。つまり、判断力や看護実践力などを育てるには、学習途上において一定の基準にそって、診断的評価、形成的評価、総括的評価を駆使して、教育活動をすることにより、実習の目的・目標に到達できるように援助することになります。

　ここでは評価に関する基礎的な知識、具体的な評価方法と具体例、そして指導者自身が臨地実習指導者としての教育能力を高めるための自己評価についてまとめてあります。

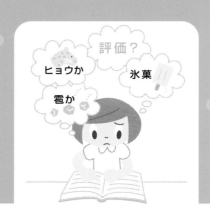

1 臨地実習における評価とは何か

臨地実習における教育評価

　臨地実習は教育目標にもとづいた明確な実習目標のもとに行われる学習です。したがって実習期間中に学生がその目標に到達しているかどうかは重要なことになります。看護教育のなかではブルーム（Bloom BS）などによる教育目標分類にもとづく教育目標の考え方が広く理解されており、教育評価を表1のように捉えています。

　つまり、教育評価は単に結果のみに着目した「評定」ではなく、目標達成に向けて行われる教育活動全体をとおして行われるものなのです。言い換えれば、教育における評価は学習者を序列化するための評定ではなく、学習者を活性化し、フィードバック情報を収集し、分析し、整理して次に活かしていくプロセス全体であるといえます。

MEMO

フィードバック

物事の結果を伝達すること。教育学・心理学ではほめる・賞賛するなど効果的に作用する働きかけを正のフィードバック、けなす・否定するなど反対の働きかけを負のフィードバックという。

臨地実習における評価の意義[1]

　教育に携わる者にとって、評価をすることは重要な役割の一つですが、一方では責任のある難しい作業でもあります。そのような評価をすることがなぜ必要か考えてみましょう。学習者、臨地実習指導者、看護教員、教育の管理運営者といった立場からは、次のような点から評価の必要性が考えられます。

① 学習者にとっての意義

　学習の積み重ねが可能となり、学習のペースメーカーとすることができます。また、自分に対して期待されている価値など、価値の方向に気づくきっかけとなります。つまり自己認識の機会となります。

② 臨地実習指導者側にとっての意義

　学習者の実態など、指導の対象を理解することができます。教育目標の実現

MEMO

価値の方向

価値の方向とは、いろいろな価値があるなかでの目あてや方針をいう。たとえば、価値の発生が現在から未来、プラスの価値と負の価値などである。

表 1 …教育評価の定義（文献 2 より引用）

> 教育評価とは、教育目的・目標を基準として学生の知識・技術・態度を調べ、あるいは測定した結果などのさまざまな条件を含めたうえで、総合的に価値決定を行うこと。つまり、目標の実現をめざして行われる教育活動に関する決定にあたって、必要な資料を収集し、整理して、それらをフィードバックする手続きである。

表 2 …実習評価の定義（文献 2 より引用）

> 実習評価とは、実習の目的・目標を基準として、学生の知識・技術・態度を調べ、あるいは測定し、それらをさまざまな条件、多様な状況を考慮したうえで、総合的に価値決定を下すことである。

状況を確認し、その十分な実現に向け新たな手だてを考えられます。

③ 教育を管理運営する側における意義

評価しつつ教育の改善策を実施し、教育の水準維持を図ることができます。

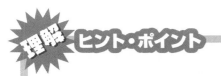

評価の目的は学生の育成

評価とは批判することではなく、学習者の実態を知ることにより、よい点はさらに伸ばし、改善点を補充するための方策を検討するものです。評価結果は学生にとって、自己認識の機会になり、学生自身の行動を方向づけます。現在の自己の状況を知り、自分なりの努力目標などを考えるようになるのです。

現在は不足が多くても、人は誰もが秘めた潜在能力をもっていて、それを引き出すかかわりをすることによって、成果があがることを念頭において評価することが必要です。

臨地実習評価の基準

① 抽象的な評価と具体的な評価

臨地実習指導の現場で、評価の問題を相談されることがあります。それは「何を基準にして評価したらよいかわからない」「評価基準が曖昧で、評価しづらい」といった内容です。杉森は実習評価について表2のように定義しています[2]。

評価の基準は実習の目的・目標になります。抽象度の高い目標はそのままでは評価者の主観に頼ることになり、評価者により差異が生じるといった評価の

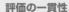

評価の一貫性

評価をする際に、始めから終わりまで、同じひとつの方針・考えにもとづいて行うこと。目的と評価内容にずれや矛盾があったり、学生により評価方針・基準が異なることがないようにする。

一貫性に問題が残るため、これは改善しなければなりません。

　つまり、学生がどのようなことができるようになれば目標に到達できたと判定するのかを明確にすることが必要になります。

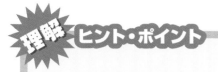

抽象的な評価と具体的な評価

　表3は抽象的な評価と具体的な評価の例です。患者に行う「洗髪技術」の評価をする際に左側の内容だけでは、抽象的で何と何ができたら洗髪ができたといえるのかわかりません。それに比べて右側は、3つの要素を取り上げてこれらができたら洗髪ができたと評価することがわかります。3つの要素とは①②認知領域（知識）、③④精神運動領域（技術）、⑤情意領域（態度）の能力が含まれています。内容も具体的な行動で表されているので、看護師であれば誰でも同じように評価が可能になります。このような具体的な評価内容を学生と共有することにより、技術練習の目安になり、どこが不足しているか、課題も明確になります。

2 評価基準の具体化

MEMO

行動目標化

　目標を評価する際にその内容を実際に観察可能な行動に置き換えること。誰が見てもわかりやすく、同じ基準で評価が可能になる。ブルームらの教育目標分類学により普及した。

　アメリカの心理学者のブルーム（Bloom BS）の教育目標分類学における行動目標化が参考になります。通常、学校側でこれらの検討がなされ、評価しやすい行動目標が作成されています。しかし、この内容を精選する作業は容易ではないので、評価内容に疑問があったり、わかりづらいときは臨地実習指導者同士で検討し、共通理解をもつ必要があります。

　一方、評価基準を具体化することは重要な作業ですが、表3であげたような具体的な看護技術に関する評価基準の詳細については、看護師であれば誰でもおおむね理解していることですから、あえて学校側から提示していないのが現実です。看護過程展開に関する評価基準では、具体化された内容が提示されているはずです。

表 3 …抽象的な評価と具体的な評価の例

抽象的な評価内容	具体的な評価内容
対象の状態を考慮して洗髪が実施できる	対象の状態を考慮して洗髪が実施できる ①患者に洗髪が必要な理由を述べられる ②洗髪方法の判断が適切である ③洗髪の準備ができる ④安全で苦痛の少ない洗髪ができる 　（体位、洗い方、湯温の調節、所要時間） ⑤実施中に患者に声をかけることができる

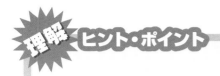

看護過程展開に関する評価基準

　表4は看護過程展開に関する評価基準の例です。この評価表は、実習目標ごとに何ができたらよいかという到達目標を評価可能な行動目標で表しています。そうすることで、学生も指導者も同じような見解をもつことができ、主観による評価の歪みを防ぐことができます。それでもなお、評価者の主観は免れえないものがあります。

表 **4** …看護過程展開に関する評価基準の例

	到達目標	臨地実習終了時、以下のことを行うことができる
1	患者およびその関係者と良好な人間関係を築くことができる。	1) コミュニケーション技術を利用し、受け持ち患者の身体・心理・社会的なニーズを記述できる。 2) 患者とのコミュニケーションを通じ、信頼関係を築くことができる。 3) 家族とのコミュニケーションを通じ、信頼関係を築くことができる。（家族が付き添っていない場合は評価しない） 4) 患者の観察データを、医療スタッフに適切に報告できる。 5) 指導者、スタッフと良好な関係を確立し、助言を受容できる。 6) 実習グループで協力し、学習を深めることができる。 7) カンファレンスに積極的に参加できる。
2	看護専門職者として適切な倫理的配慮にもとづいた行動がとれる。	1) 患者および家族の信念、価値観、習慣的な行動を尊重することができる。 2) 患者および家族のプライバシーに配慮した援助を実施できる。 3) 患者および家族の権利を重視し、患者の発言を助けることに留意できる。 4) 患者および家族の個人情報を適切に管理できる。
3	患者の情報を収集し、患者の全体像を捉えることができる。	1) データベースアセスメントが適切に記述できている。 2) 各データベースで収集した情報と看護を関連づけ、適切な看護問題の気づきができている。 3) 患者の病態生理を適切に把握できている。 4) 患者の身体（病態生理を含む）、心理、社会的側面の情報を統合し、関連図が記述できている。
4	収集した情報を整理・分析し、看護問題を抽出することができる。	
5	対象者の個別性を考慮し、問題解決のための目標設定ができる。	

評価基準
5：助言なしでもほぼ実施できる。つねにできる。
4：ときどき助言を与えればほとんどできる。8割程度。
3：助言・指導を行えばできる。6割程度。
2：つねに何らかの援助を要し、援助を与えてもときには適切でないこともある。4割程度。
1：つねに援助を要し、援助を与えても実行できない。2割以下。

1

臨地実習における評価とは何か

評価の類型 [1]

　評価というと従来は学期の終わりの成績評価、あるいは実習最終の評価ばかりがクローズアップされてきました。一つのまとまった教育活動をする際には次の3種類の評価の類型があります。これらの評価を効果的に活用し、学生の進歩を支援することが必要です。

1 診断的評価（事前評価）

　実習を展開する前に学生の状態、既習事項の定着状態、興味・関心、能力などを捉えて、それによって学生に応じた指導計画にしていきます。

2 形成的評価

　実習目標を基準として途中の段階で学生の進歩・成長について中間的な成果をみたり、進行中のプロセス自体を変えたり、あるいはその場その場で臨機応変に手を打っていく評価です。

3 総括的評価

　ひとまとまりの教育活動によって学生が示す教育成果の評価、まとめの評価をいいます。

評価の教育的な機能の重要性

1 実習評価における形成的評価の重視

　形成的評価や診断的評価をもっと重視し、評価の教育的な機能を果たすことが必要です。形成的評価は学生が実習目的を達成できているか成長過程をモニターすることであり、成績をつける目的ではなく、学習ニードを判断するために行われるものだからです。

　臨地実習の評価はペーパー試験と異なり客観的評価がしづらいことから、実習評価をどのように行っていったらよいかは臨地実習指導者の悩みになりやすいといえます。しかし、表2で示したように実習評価と実習の目的・目標は一致することを考えれば、臨地実習において学生に何を学びとることを求めるかをある程度明確にしてあれば、実習評価方法も明らかになってきます。

MEMO

定着状態

　意見や考えが多くの人に受け入れられて、定まったものになること。ここでは学生がこれまでに学習した知識・技術を、実習前にどの程度理解しているかの程度のこと。

MEMO

客観的評価

　客観的評価とは事実や現実にもとづき、主観を排除した評価のこと。それには一定の測定指標や基準が必要となる。

②指導の目標が評価の目標

このように「指導と評価は車の両輪」であり、いつ、どこで、何を、何で評価するのかを、あらかじめ計画しておくこと（評価計画）が必要になります。つまり、指導は指導、評価は評価ではなく指導の目標が評価の目標になるのです。

評価は雑用で、教育外のことと考えたり、評価は実習の終わりを締めくくるものといった誤解があるようですが、ほんとうの教育をするには評価から発想することが必要なのです。つまり、臨地実習評価を考えるということは指導目標や指導内容を考えることであるといえます。

③ルーブリック評価について

ここで、最近教育界で注目されるようになったルーブリック評価について紹介します。

今日、この評価方法が浸透しつつある背景として、2012年に公表された中央教育審議会答申「新たな未来を築くための大学教育の質的転換に向けて―生涯学び続け、主体的に考える力を育成する大学へ」[9]において、学士教育プログラムで育成する能力の明示や個々の授業における学修成果の公平で客観的な評価の導入等が提示されたことが影響しています。ここ数年において看護教育への導入も広がっています。特に、看護実践力を身につけるための臨地実習の評価においては、客観的な評価が難しいことが従来より指摘されています。指導者の主観や価値観等で評定点に差がみられ、ときに学生からの疑問として浮上することもあります。臨地実習における学習成果をどう評価するかという問題は、ペーパーテストとは異なり、臨地実習の目標に対してどの程度到達できたかは、思考や態度などの総合的な能力を測定することから、客観的な評価が難しい状況があります。

したがって、学生が課題（通常は実習目標）に対して、何をどの程度達成できたかを評価できる学生の行動や態度など観察可能な特徴を明らかにする必要があります。

ルーブリック評価はそのような学びの質の明確にする評価方法であり、学習者の達成度を示すための基準を示します。

ルーブリックとは、パフォーマンスの特徴的な記述語（評価規準）からなる評価基準をいい、学習の成果の度合いを示す数レベル程度の尺度とそれぞれのレベルを表します。そして、ルーブリック評価とは、評価規準（学習活動に対応したより具体的な到達目標）と評価規準に則した評価基準（どの程度到達で

きればどの評点を与えるかの特徴の記述）のマトリックスで示される配点表を用いた成績表のことです[10]。

標準テストでは測定できない総合的な能力（思考・判断・関心・意欲・態度・技能・表現）の評価に向くといわれています。

a　ルーブリック評価の主な利点

・到達目標と評価視点・基準を可視化することにより、評価者の主観的バラツキを縮小し、評価の標準化ができる。
・学習者にとって学習活動や自己評価の指針となり、不足部分の改善点や目指す目標が明確になる。
・複数の教員で教育に関する考え方を共有しやすい。

b　ルーブリック評価の課題

・学生が評価基準に挙げられたことのみに集中する可能性がある。
・ルーブリックを作成するだけでは評価者間の誤差が完全にはなくならず、継続的に評価者間の誤差を調整することが必要である。
・日本ではルーブリック評価の歴史が浅いため、導入後の効果や「評価規準」「評価基準」「評価尺度」が適切なものであるか、随時、確認していく必要がある。

c　臨地実習におけるルーブリック評価の作成

ルーブリック評価の作成は、臨地実習に限らず、学内演習、レポート、プレゼンテーション、グループ活動等においても有効であるとされています。ルーブリック評価についての詳細は、別途専門書を参照してください。ここでは、臨地実習のルーブリック作成について私見を述べます。表5に基礎看護学実習Ⅱのルーブリックの一部を示しました。参考になれば幸いです。

作成方法としては、以下がポイントとなります。

①実習目標の細項目を評価指標（観点）にする。
②何段階で評価するかを決める。一般的には3〜5段階が多い。評価の例として次のようなものがある[11]。

A．十分到達できている　B．一部は到達できている　C．到達に相当の努力を要する

A．十分満足できる　B．満足できる　C．努力が必要

A．十分満足できる　B．満足できる　C．やや努力が必要　D．かなり努力が必要

4. 円滑にできている　3. ある程度円滑にできている　2. あまり円滑にできていない　1. 円滑に実施できない

5. 十分満足できる。特に程度が高い　4. 十分満足できる　3. おおむね満足できる　2. 努力を要する　1. 一層努力を要する

　評価基準は学生に開示するものであるため、表現は学生側の表現がよいとされている。評価項目、評価基準の内容により評価段階やその表現を検討する。③評価基準の作成：実習目標の細項目に対して、何を学びどのような能力をどの程度達成できたかを評価できる学生の行動や態度など観察可能な特徴を記述する。この内容は観察可能な行動や態度、認識を表すことが必要であり、実習の目標に対してどのような能力を身につけるのかを教員間で十分吟味する必要がある。

表 **5** …基礎看護学実習Ⅱのルーブリック例（一部紹介）

評価規準 （到達目標）	評価基準			
	十分満足できる（A）	満足できる（B）	やや努力が必要（C）	かなり努力が必要（D）
患者およびその関係者との人間関係を形成し、円滑なコミュニケーションを図ることができる。	患者およびその関係者を尊重した態度・言葉使いでコミュニケーションができ、相手の話を傾聴できる。患者の立場や状況を考慮して患者が話しやすい環境を整えるための配慮ができる。	患者およびその関係者を尊重した態度・言葉使いでコミュニケーションができ、相手の話を傾聴できるが、話しやすい環境への配慮はできない。	患者とのコミュニケーションが途切れやすく、会話が続かないことがある。相手の話は傾聴できるが、話しやすい環境への配慮はできない。	患者との会話がほとんど続かず、沈黙があり、主体的なコミュニケーションができない。
患者の情報収集をし、患者の全体像をとらえ看護問題を抽出できる。	必要な情報を収集でき、患者の病態、治療、検査、生活背景、予測される合併症など関連するすべての情報を統合して適切な看護問題を記述できる。	情報に一部不足があるが、関連する情報を統合し、適切な看護問題を記述できる。	統合された情報の関連性が不十分であり、一部不適切な看護問題を記述している。	情報が統合されないまま不適切な看護問題を記述している。

＊評価規準とは：学習活動に対応した、身につけたい能力をより具体的な成果の姿として文章表現したもの。一般的には到達目標をいう。
＊評価基準とは：評価規準に則して学習者がどの程度到達できればどの評点を与えるかを記述したもの。ＡＢＣの記号や数値（5、－1など）で記載する等がある。

2 臨地実習の評価方法

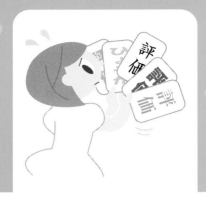

到達度を評価するための情報収集

ここでは臨床実践における行動目標を学生がどの程度習得したか、あるいはできるようになったかを中心に評価する「行動目標到達度の評価」について述べます。

どのような評価においても個々の行動目標に向けての学習者の進歩ないしは到達度に関するデータを収集する必要があります。

臨床実践においてとくに効果的とされている情報収集法は次の３つであるといわれています。

①観察
②記述によるコミュニケーション
③口頭によるコミュニケーション

観察はもっともよく使われる実践領域での評価方略のひとつで、学生の行動の観察です。観察したことを記録するには逸話記録、クリティカルインシデント、評定尺度（チェックリスト）が用いられます。逸話記録は出来事や学生の行動と活動を記録するものです。

ただ、ある学習者のデータを多く取り、別の学習者のデータは少ししか記録を取らなかったり、評価に選ばれる行動が学生によって異なったりしやすいので一定の枠組みをもっていることが必要になります。たとえば、気になる学生のデータはやたらにメモが多かったりしやすい傾向になりやすいものです。また、評価記録に多くの時間をとられないように、簡潔に、どの学生にも平等にデータを取るように心がける必要があります。

MEMO

クリティカルインシデント

臨床現場で発生するインシデントのこと。事故に至る可能性がある事態が発生し、それが、実際には事故につながらなかった潜在的事例のことをいう。

評価方法の選択

評価方法を選択する際にマリル（Maril H）は、以下の点を考慮することが必要であると述べています[3]。以下の６項目からは、臨地実習の評価方法を決

定する際に多面的な現実にあった妥当な方法を選択することの重要性がうかがえます。

① 学生の目標達成状況や能力習得状況に関する情報を得られる評価方法を選択する

たとえば、学生の批判的思考、患者のアセスメントなどの目標に関する情報が得られやすいのは「短い記述式課題」やカンファレンスでの質問です。

② 多様な評価方法を選択する

臨地実習指導者は多様な評価方法を知り、有効性を考慮したうえで、選択できるように準備が必要です。学生のなかには「書く」ことに秀でている者や、カンファレンスやディスカッションを得意とする者もいます。評価対象となる成果に対応した多様な方法を取り入れることにより、学生の個別性を反映した看護実習評価を実現できます。

③ 実習における経験の性質、活用可能な資源、制約などに関し、現実性を考慮して評価方法を選択する

学生が臨床現場で経験することは多様な性質を有するものですが、ディスカッションを取り入れたり、模擬体験をさせたいときにはそのような場所や設備が必要となります。このようなことも考慮して評価方法を決定します。

④ 形成的評価に用いる方法と総括的評価に用いる方法を区別し、それを学生に明示する

実習の過程では学生は自己の行動を改善するためのアドバイスを得たり、補足指導を受けるために臨地実習指導者からの即時的なフィードバックを必要としています。たとえば、患者に行った看護技術についてのフィードバックや、看護計画の方向性の検討などがそれです。

臨地実習指導者が学生の行ったことをフィードバックすると、そこではすでに形成的評価がなされていることになります。学生には経験やアドバイスによって、実習終了までに進歩することを求め、実習終了時には実習の課題や到達目標の達成度を最終的に評価し、単位認定をすることを知らせておくことが必要です。

⑤ 看護実習において学生が取り組む課題の数と目的を検討する

実習において看護計画のように学生に非常に多くの課題やケアに取り組むことを求める傾向があります。臨地実習指導者は学生の理解を促進するための課題の数を検討し、その実習において求められる能力と照合して、課題を調整することも必要になります。反対にその実習において求められる能力を習得した

学生には、さらに高いレベルへと進んでいけるように指導することも必要です。

⑥ 臨地実習指導者が評価を完了し、学生にフィードバックを提供し、成績をつけるために、どの程度の時間が必要かを考慮して評価方法を選択する

　評価に際しては個々の学生の活動ではなく、グループ活動やカンファレンスのなかで評価しなければならないこともあります。そのような状況で評価をする場合には事前の準備が重要になってきますが、限界も認識しておく必要があります。

　ここでの限界とはグループ活動やカンファレンスの場を活用して評価する場合の限界をいいます。通常このような場面では、4〜5名の学生の意見交換や質問、臨地実習指導者のアドバイスなど、多様な学習活動が展開されるので、評価のみに集中できない状況があります。細部まで評価しようと欲ばらずに、個人の傾向を捉えるつもりであれば評価の負担感が少なくなります。

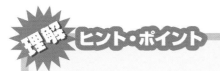

監視のまなざし

　臨床実践の評価の焦点となるのは学習者であり、応用能力の習得へ向けての学生の成長度であるともいえます。しかしながら、臨床実践は看護教員あるいは臨地実習指導者の監視過程にあり、監視のまなざしはときに学生に恐れや過度な緊張、恥辱といった感情を伴わせることがあります。このような環境下にいる学習者の心情を理解した対応をしたいものです。臨地実習指導者の役割は監督者ではなく、患者の安全を確保しながら学習目標が達成できるように学生を支援することです。

評価計画の実際

　ワークシート3記入例は、成人看護学の慢性期看護学実習の評価計画です。3週間の実習において個々の学生の評価をどのような場面や方法を用いて行い、評価に必要な情報を得ているかがわかります。事前評価は学校側に任せますが、実習当日に学生にこれまでの技術経験状況を確認したり、当該病棟に多い疾患の看護の特徴などの理解状況を把握し、学生のレディネス（準備状態）をアセスメントします。

　実習開始後は学校側から提示された、実習目標にもとづいた評価項目を参考にして、評価項目に適した評価方法と場面を設定します。一人で観察できないときは、看護教員やスタッフと協力して役割を分担します。

学校・対象者	○○大学看護学科3年生　5名
実習名	成人慢性期看護学実習
実習期間	実習期間：10月6日〜10月17日
評価の方法	①学生の背景を把握し、形成的評価を継続しながら指導し、到達目標を達成する。 ②原則として中間で一度評価し、学生にフィードバックする。 ③実習終了後、看護教員との合同評価をする。 ④評価時には以下の事項を参考にする。 　他のスタッフの意見、質問、レポート

評価事項	評価のための情報	評価場面
事前評価 （診断的評価）	・事前課題の学習状況	・学習ノートの点検 ・質問 ｝学校側 ・学内演習状況 ・小テスト（知識） ・これまでに経験した技術の把握 ・内分泌疾患をもつ患者の看護技術について質問
患者の理解	・患者とのコミュニケーション ・適切な情報収集方法 ・既往歴と病態 　（一般的な知識と患者の場合との照合、データの解釈を含む） ・治療方針、治療内容の理解 　（治療の目的、使用薬剤の作用と患者の経過など） ・生活習慣、現在のADLの理解 ・社会的背景 　（健康生活上の問題,支援者の有無など）	・バイタルサイン測定場面の観察 ・インタビューの観察 ・ケア場面に立ち会う ・実習記録の確認 ・実習記録指導 ・カンファレンス ・実習行動計画把握時など
アセスメント 計画立案 実施・評価 実施態度	・病態をふまえた身体的問題のアセスメント ・精神的問題のアセスメント	・カンファレンスの際に知識にもとづく判断力、情報を関連づける能力、計画性をみる ・実習行動計画発表時に質問する

臨地実習の評価の実際

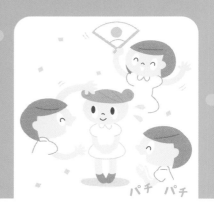

パチ パチ

評価が学生に及ぼす影響

一般に学生は言葉に敏感です。実習中に学生はさまざまなアドバイスや評価を受けていますが、評価の受け手である学生に指導者の評価がどのように影響するのでしょう。

ここでは梶田の教育評価の心理的機能について紹介します[4]。

MEMO

自己概念

自分の性格や能力、身体的特徴などに関する比較的永続した自分の考えをいう。わかりやすく言えば、自分をどのように捉えているかという考えのこと。

❶ 評価は子ども自身の自己概念や自己知覚に影響する

これはほめられたり、よい評価を知らされると自分を肯定的にみるようになり、反対に叱られたり、よくない評価結果を知らされたりすると、自分を否定的にみるようになったり、劣等感をもつようになるというものです。つまり、ほめられたり、よい評価を知らされたほうが、がんばる気持ちが強くなるはずです。

MEMO

モチベーション

動機づけのこと。何かをしたいという欲求から生じるやる気のことで、行動の直接的な推進力となる。

❷ 意欲やモチベーションに影響する

一般にほめられたり、よい評価を受けると「やる気」が高まり、よくない評価を受けたときには「やる気」が低くなるといわれていますが、つねによい評価を受けていると、「やる気」が低くなっていく場合もあります。また、よくない評価を受けた場合でも、適切な指導があるときには、かえって他の場合よりも「やる気」が高まるといった調査もあります。

❸ 要求水準や目標設定に影響する

よい評価を受けたあとではさらに大きな目標、高い目標を狙う傾向があり、反対によくない評価を受けた場合は、それまでの目標の水準を下げ、より達成しやすい目標に狙いを変える傾向があります。

④ 情緒的安定性や不安のレベルに影響する

よい評価を受けると情緒的に安定し、不安のレベルも下がる傾向があるのに対して、よくない評価を受けると精神的緊張が高まり、情緒的に不安定になり、不安のレベルが上がる傾向があります。

⑤ 評価された当人と評価した指導者との関係に影響する

よい評価を受けると評価者である指導者に対して好ましい感情をもち、よくない評価を受けると、たとえそれが根拠のあることだと認めていても、評価者である指導者に好ましくない感情をもつという傾向があります。

このように、私たち指導者が評価をすることが学生に大きな影響があることは、経験上からもうなずけるはずです。とくに指導者として注意しなければならないのは、❷と❹であると考えます。

実習がうまくできず、落ちこんで欠席するようになったりするのは、とくに❹の場合が多いように感じます。低い評価を受けたことによる自尊感情の危機に対処するために抑圧、歪曲、合理化などによって、自らの自尊心を守ろうとする自己防衛欲求と、ほかの人から軽んじられたり軽蔑されたりするのを避けようとする屈辱回避欲求が起こってくるものと考えられます。

したがって、学生のレディネスを把握し、学生の個別性を考慮した指導が必要になってきます。学生は指導者である看護教員や臨地実習指導者の言葉や態度を敏感に感じながら、その学生なりに努力していることを忘れないようにしたいものです。

3 臨地実習の評価の実際

MEMO

抑圧
代表的な防衛機制で、人が何らかの脅威を感じたときにそれを回避したり、忘れたりすることによって、不安を低減しようとする反応のこと。

MEMO

合理化
罪の意識や自責の念から逃れるために、真の動機となる欲求を隠ぺいしようと無意識的にはたらく心理的自己防衛のこと。

MEMO

自己防衛欲求
防衛とは他人からの攻撃に対して防ぎ守ること。自己防衛欲求とは誰もがもっている自分が傷つくことを防ぎ、守りたいという欲求。

評価の主観性からくる歪み

評価活動は、評価が次の教育活動に役立つものでなくてはならないという考えから、実習前における「診断的評価」、実習途上における「形成的評価」、実習終了時に行う「総括的評価」をそれぞれ有機的に組み合わせて活用することが必要です。

さらに評価をするのは人間が行うことですから、評価の際に人間が落ちこむ傾向について知っておく必要があります。これらは評価が基本的に主観性をもっていることを免れえないことからくるものです。評価結果はこの主観性からくる歪みをある程度含むものと考えて取り扱うことが必要です。

対人認識の歪み [5)]

評価を人間が行うということは、どうしても評価者の主観が入り、厳密な客観的評価が難しいです。

主観性を招くものは「評価者個人による評価基準の違い」と「対人認識の歪み」であるといわれています。ここでは「対人認識の歪み」について簡単に説明します。

このような「対人認識の歪み」は誰にでも生じることですから、人間が人間を評価するといったことの限界を認識してつねに評価の客観性を保持できるよう、努力することが必要といえます。

❶ ステレオタイプ

これは、ある学生に対して何らかのきっかけで、何かのレッテルを貼ってしまうと、そのレッテルを貼ったことで学生を知った気がしてしまい、そのレッテルを手がかりに各種の判断を下してしまうことをいいます。たとえば「予習してこないし、やる気がない」「応用がきかない学生」といったレッテルがそうです。

❷ 背光効果（ハロー・エフェクト）

これはある学生が何かよく目立つよい特徴をもっていると、その学生のあらゆる特徴について実際よりもよく判断してしまいがちになるというものです。たとえば、成績のよい学生は実践や社会性などもよく見られてしまう傾向があります。

❸ 寛容効果

これは指導者が学生に対して抱く感情によって判断が左右されるというもので、感じのよい学生に対する判断が全般的に甘くなりやすい傾向があり、その反対もいえます。

MEMO

レッテルを貼る

ある人に対して一方的・断定的に評価すること。教育の場においても、たとえば不手際があったことで「雑な学生」といった断定的な評価は避けるべきである。

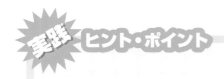

対人認識の歪みに関する具体例

実習にきた学生をこのような学生と判断することを対人認識（対人認知）といいますが、積極的な学生、明るくハキハキしている学生であると、私たちはついよい評価をしがちです。こんなエピソードがあります。実習初期から臨地実習指導者に好印象をもたれていた明るくて礼儀正しい学生のことです。

実習中間の実習記録を見た臨地実習指導者にびっくりした表情で次のように言われました。

「先生、この学生、意外に考えが浅いですね。考察になっていないので、びっくりしました。いつも積極的で質問にも答えていたのに」

学生の態度のよさが先入観となって、ほかのことまでよくできるであろうと推測していたのです。これは最初の印象（情報）を過度に重視していた結果、先入観となってその後の見る目が曇ってしまった例です。よい印象よりも悪い印象のほうが修正されにくいといわれています。臨地実習指導者は問題を感じた学生に出会ったら、よい点を探したり、さまざまな場面から総合的に学生を捉えるよう注意が必要です。

評価結果の歪みを最小限にする

「臨地実習評価用情報記録」（ワークシート4記入例：111ページ）を紹介します。これは逸話記録にあたるもので、日々の指導内容や学生の状況をメモしておき、後日の評価に役立つ情報になります。臨地実習評価用情報記録は、学生の様子、アドバイスや注意したことなどを書いておく指導者のメモのようなものです。シンプルな様式のほうが使いやすいと思います。

複数の学生を指導する際には、臨地実習評価用情報記録に客観的な事実やエピソードをメモしておくことで、評価の根拠となります。学生へのフィードバックも具体的に示すことができます。学生から信頼され、学生はよく見てもらっていると指導者に好印象をもちます。

臨地実習評価のポイント

臨地実習指導者の学生評価の問題点として、権威や規律を重視し、それに従うかどうかといった面ばかりに目がいきやすいといわれています。偏った評価につながる可能性があるので注意が必要です。また、カンファレンスで積極的に討議に加わる学生を肯定的に捉えても、この価値観をカンファレンス以外の場における学生の能力の判断に反映させないようにしなくてはなりません。

看護学実習における評価基準は「実習の目的・目標」からくる到達目標です。したがって、看護学実習の目的・目標は評価表の各項目となり、その総合点が

学習成果になります。臨地実習指導者と看護教員の情報交換・協力により、実習生全員を公平に評価するよう努力することが必要になります。

評価する際のポイントを以下にまとめて示します。

①臨地実習指導者はそれぞれの到達度をどのような場面で評価すべきかを決定する必要があります。評価の対象となる行動を逸話記録としてメモします。

②形成的評価を繰り返し、フィードバックすることによって、実習の成果が得られます。

③臨地実習指導者の評価的な言葉や態度は、学生の情緒面や感情面に強い影響を与えます。豊かな時代に育った学生に精神的な配慮やフォローを心がけると、学生は意欲的になります。

④実習初期の印象がいつまでも残っていると、否定的な評価をしやすくなり注意が必要です。学生の成長に目を向けましょう。

⑤従順な学生、印象のよい学生は全体的によく見られがちで肯定的な評価を受けやすいことにも注意が必要です。

理解 ヒント・ポイント

多様な視点で元気がでる評価

短期間の実習であっても受け入れ施設の臨地実習指導者の評価は大切なものです。通常は学校側から提示される実習評価表の範囲で評価しますが、それだけでなく、ナースとしての資質や能力、熱意、患者への対応などの視点でも成長度合いを評価しましょう。また、初めてのことばかりの実習ですから多少の失敗も大目に見て、本人のやる気を引き出し自信をなくさないように、プラス思考で考えて評価する姿勢をもちましょう。

臨床判断力を評価するための技法

① 質問による臨床判断力の評価

臨地実習指導において学生に身につけてほしい能力として重要なものに臨床判断力（アセスメント能力）があります。この能力がどの程度身についているか知りたい、あるいは指導したい場合には、臨地実習指導者が意図的に「質問のレベル」[6]を使い分けることで可能になります。

「質問」はコミュニケーションによる学生の評価方法のひとつです。どのような場面での質問も質問のレベルが学習成果を導く鍵となり、事実確認の質問ばかりでなく、よりレベルの高い質問を投げかけることで、学生の思考が発展します。

臨床判断

臨床現場で働く看護師に必要な専門的な判断。事実やすでに蓄積された知識・情報を根拠として、自分の考えを決めることをいう。看護ケアの方向性を見いだす実践能力のなかでも重要な課題。

② 目標分類体系による質問レベルの検討

質問のレベルを検討するにはアメリカの心理学者のブルーム（Bloom BS）らの教育目標分類法がよく使われます。ここで、教育界でなじみの深いブルームらの目標分類体系（表6）について簡単に説明します。

ブルームらのこの分類法はずいぶん前（1956年）に作成されたのですが、目標を明確にしたり、認知領域のレベルを決めたりするのに今日でもよく使われています。ブルームの6つのレベルはディスカッションで学生に質問をするのにも役立ちます。なお、このブルームらによって開発された教育目標分類学（ブルーム・タキソノミー）は1994年に認知領域の改訂がなされています。この改訂により認知領域を単に知識のみに焦点を当てるのではなく知識と認知過程を視野に入れ再構築されたと言われています。したがって初版とは表現がや異なっています[8]。

③ 質問の6つのレベルの使い分け

6つのレベルを使い分けると、表6にあるように知識を想起するレベルから理解、分析などの高次の認知能力を確認できます。質問を低レベルから高レベルへと順次高めていくことで、学生の認知機能レベルをアセスメントでき、補充指導が可能となります。

理解 ヒント・ポイント

「知識」と「理解」の質問

「知識」は事実や知識を思い出すことで答えられる内容なので、「清拭に適した湯の温度は何℃ですか」「成人の血圧の正常値はどのくらいですか」といった質問になります。

「理解」のレベルになると物事に対して説明することを求められますから、「この患者の血圧が低いことについて説明してください」「脈拍が速くなっていますが、これは何を意味していますか」といった質問になります。

表 **6** …ブルームらによる目標分類体系（文献7）8）より）

認知領域（知識）	情意領域（態度）	精神運動領域（技能）
①記憶する	①受け止める	①模倣する
②理解する	②反応する	②操作する
③応用する	③価値づける	③正確に展開する
④分析する	④組織化する	④調整しバランスをとる
⑤総合する	⑤一つまたは複数の価値	⑤自然な自動化
⑥創造する	を自分の価値観とする	

教育目標を大きく3つの領域に分けます。認知領域、情意領域、精神運動領域がそれで、それぞれ、知識、態度、技能に対応します。3つの領域はさらに単純から複雑・高度の系列で示されています。

表 **7** …質問レベルを変える視点 (ワークシート 13)

＜現象思考＞	＜関連思考＞	＜比較思考＞
☐ 具体的な事実や状態の 　観察力	☐ 症状とデータの関連	☐ 入院時と現在の比較
☐ データの観察力	☐ 治療の効果と患者の経 　過の関連	☐ 術前・術後の比較
☐ 原因の探索	☐ 呼吸と循環の関連	☐ 治療前後の比較
☐ 誘因の探索	☐ 食事と排泄の関連	
	☐ 体位と呼吸の関連	

④ 質問の視点の変更

　質問のレベルや視点を変えることは、学生のアセスメント能力を評価するのみでなく、その質問が刺激となって、学生の思考を発展させるので、臨地実習指導者にとって重要なスキルといえます。表7のような思考方法を使って、質問のレベルや視点を変えてみましょう。

実習記録の所見と評価

① 所見で伝える体験の意味

実習記録の所見

　臨地実習において学生が記録した実習記録に対して、指導者の意見や考え、あるいは評価を記載すること。

　臨地実習指導者は、毎日の実習記録（実習行動計画など）に目をとおし、実習生の実習内容や評価などに関して指導助言欄に所見を記録する機会があります。これに対して、「何をどのように書いたらよいのか」という声を耳にします。基本的には「実習をとおして、看護者としての資質や看護実践力を養うこと」ですから「臨床現場も教育の場である」ことを忘れてはならないと考えます。

　したがって、実習生が体験した現象や見学したことについて、どのように受けとめ理解しているかなどについてみるとよいでしょう。そして、個々の体験の意味づけや看護実践などに対してどのように考えて取り組むとよいのかを、記録をとおして伝えることができればよいと思います。

② 学生の元気がでるコメント

体験の意味づけ

　自分の体験したことを振り返ってその体験が自分にとってどのような意味をもっているかを考え、課題を見いだす。意味づけすることで、納得、満足、感謝、思考の訓練が得られる。

　一方、実習に関する記録は学生の学習や体験、思考の結果がまとめられていますから、学生にとって記録は気力と努力の結晶といえます。したがって、記録への臨地実習指導者の評価、コメントをとても楽しみにしていますし、期待するものです。

　多忙であってもひと言コメントすることで、学生は元気がでるものです。臨

表 **8** …実習記録の所見のポイント（ワークシート10）

☐ 実習計画の何に重点をおいているのか
☐ 実習内容に誤りがないか
☐ 自己評価は妥当か
☐ 記録方法は適切か
☐ 実習態度はどうだったか
☐ 成長が感じられるか
☐ 期待することや強化したい点はあるか

地実習指導者はぜひ何らかのコメントをしてもらいたいと思います。そのことで、学生の理解や評価にも役立ちます。

実習記録の所見のポイントをチェックリスト（表8）としてまとめました。

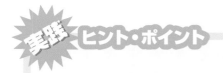

学生のやる気を引き出すコメント

立派なことを書こうと思わず、学生のよいところを見つけたり、誤った理解を修正したり、体験したことの意味づけや看護の方向性などを示唆する気持ちでコメントを書けばよいと思います。次の実習で発展させられるよう、動機づけを高める適切なアドバイスをしましょう。

実習記録の所見のポイント

以下の点に注意しながら、実際に所見に記入する際に手元において記入してみましょう。

①その日の実習計画の何に重点をおいて記述しているかを把握します。

②実習内容、実習事項の考え方に誤りがないか確認します。

③実習内容に対する自己評価に反省点があればコメントします。

④記録方法、誤字、表現などが適切でないときは助言が必要です。

⑤学生の実習態度への意見や感想もコメントしましょう。

⑥実習が進むにつれて、成長が感じられるときは、「ほめる」「励ます」ことを忘れないようにします。

⑦今後学生に期待することや強化したい点を示唆します。

MEMO

自己評価

自分自身の評価そのものをいう。自己評価は人間の行動に影響を与えるので、自己を客観的にみて自分の課題を知るために看護教育ではよく行われる。

実習記録の所見の実際

ワークシート10「実習記録の所見のポイント」（表8）を用いた所見の記入

例を紹介します（112 ページ）。看護学部 3 年生の看護過程実習における「実習全体の振り返り」の実習記録の所見です。

この場合は、次の視点でコメントしています。

①実習への取り組みと実際の経験からよい学びを得たこと。

②看護過程の学習で重要なアセスメントについて。

③看護の喜びを感じたこと。

④今後の注意点や期待する点。

実習行動計画の所見の実際

実習行動計画は毎日提出されるものです。以下の点についてコメントできればよいと思います。

①目標と具体的な行動計画が一致しているか。

②日々のケア計画が実際に行動できるように具体的になっているか。

③記載内容が適切か、誤った理解をしていないか。

④誤字や表現上の誤りはないか。

⑤前日の計画との継続性や前日の計画から工夫した点があるか。

⑥本日の実習でよかったことは何か。

⑦患者にとって重要なことは何か。

ワークシート 10「実習記録の所見のポイント」（表 8）を用いたワークシート 5 記入例（実習行動計画書の所見①、実習行動計画書の所見②）を示しました（113、114 ページ）。多忙でゆっくり書く時間がないときも、何かひと言でもコメントするようにしましょう。

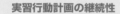

実習行動計画の継続性

その日のケアの評価・反省をふまえ、翌日のケア方法を変更することが看護の継続性につながる。これを実習行動計画に表現することで学生は患者の個別性をしっかり捉えようと主体的になってくる。

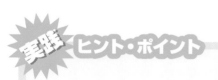

計画・思考・実施の関連性

実習行動計画は、学生が毎日計画を立て、その計画にもとづいて実習するための羅針盤のようなものです。この計画を事前に書き、アドバイスを受けて実習するわけですが、学生は計画と思考・実施の関連が十分できない実習初期において次のような現象が起こる可能性があります。

①当日の実習目標と実際に行うケアが合っていない、あるいは関連していない。

②患者にケアを実施する時間帯に、患者は検査に行くので実施できない。

（患者のスケジュールを把握していないため）

③実習の目標が抽象的で、その日に評価可能な具体的な目標になっていない。

（　看護過程実習　）実習状況記録　　　　　　　○○○○○大学　　学生氏名：○○○○○○

	実習前半	実習後半
看護過程 （アセスメント） （看護計画）	＜情報収集＞ 質問攻めになるため見本を示す。 敬語に慣れない様子。 ㋐見本を示しアドバイスした。 ㊟治療処置の目的を学習するように注意した。 ＜病態＞ 一般的な知識にとどまり、受け持ち患者の場合にあてはめて追求していない。	→ 不足情報をケアしながら確認していた。 → アドバイス3回、患者の状態が理解できた。 情報間の関連や、データのアセスメント
看護実践 （看護技術）	＜血圧測定＞ ・説明は OK ・マンシェットがうまく巻けない。 ・ほかは OK ＜洗髪＞ ・実施中の声かけがない。 ・ほかは OK ・学校で習ったことと同じように実施しようとする。 ㊟準備が遅い	→ 改善、進歩あり。 → 背部清拭時には声かけができていた。 → 患者にとって必要な方法で展開できる。工夫もしていた。

3

臨地実習の評価の実際

第**4**章 臨地実習における教育評価

看護過程実践実習において学んだことをとおして今後の課題を考察しなさい。

　2週間の実習を終えて、今回のグループではほんとうによく話し合いをし、お互いの患者さんについていっしょに考えることができた。グループワークの大切さがわかった。

　看護の展開については患者さんの状態を知るためにコミュニケーションをとったが、一方的な質問だけになってしまい、難しかった。情報収集は単に話を聞きにいくのではなく、環境整備や清拭などの援助をしながらコミュニケーションをとることや、患者さんの性格によってはコミュニケーションのとり方を変えなければならないことを知った。

　また、根拠のある看護をするには、患者さんの病態や治療法を理解していないと、今回のように、疼痛の程度やどのような動作時に痛みがあって、リハビリが進まないのかが理解できないことがよくわかった。体動時の疼痛やADLの自立度を把握していなかったので、自分がすべて行おうとしたり、患者さんへの配慮ができなかった。

　リハビリの先生が「もう少しがんばって」と言ったら、患者さんは自分でできたので、何でもやってあげることが患者さんのためにはならないことを実感した。何かお世話をしたい、役に立ちたいという気持ちが前面に出てしまい、患者さんの状況に目が向いていなかったからだと思う。

　アセスメントでは「感染リスク状態」の根拠が薄かった。

（中略）

　看護実践では指導者さんがそばにいてくださったので緊張したが、アドバイスを受けながら実施できた。しかし、まだ余裕がないので、必要な観察ができず、指導者さんに皮膚の変化を聞かれても答えられなかった。もっと経験を積むことが必要だ。

　うれしかったことは、2週目になって患者さんからいろいろ話をしてくれるようになったことや、「ありがとうね」という言葉が聞けたことだ。最初は気難しそうで、不安であったが、看護をすることでこのような喜びがあるのだと思った。患者さんとの人間関係を大切にしたい。

　今回の実習でいちばんの収穫は、これまで記録を書くために情報収集をしていた部分があったが、よりよい看護を提供するために、入院前の状態に近づくために、患者さんの全体像や個別性を知るのだと、やっと実感できたことだ。情報収集のほんとうの意味を理解することができた。

　今後の課題としては、

（後略）

臨地実習指導者の助言

　とてもよい学びができました。看護は自立への援助であることを忘れないようにしましょう。情報収集の本質を実感できたことは、あなたの取り組みや考えが患者さんにしっかり向いていたからだと思います。全体に落ち着いた態度で、意欲的に実習できていました。欲をいえば、大学生らしく、もう少し元気に実習されるとよいと思います。

サイン： 加藤

学生番号：○○○○○　　　　学生氏名：○○○○○○

実習日	9月 25日　月曜日　（実習　第6日）
実習目標	安全に注意し、患者さんの状態を考慮した援助のなかで自分でできることを観察する。
看護問題の優先順位	＃1ND　転倒リスク状態 ＃2NC　入浴／清潔セルフ不足 ＃3ND　感染リスク状態 ＃4PC　深部静脈血栓症

時間	計画	実施にあたっての留意事項
9:00	・環境整備 ・バイタルサイン測定	・転倒しないように、足元や周囲の環境に注意し、車椅子への移乗は軽介助ですむように、手や足の位置などを口頭で示す。 ・自分でできることは積極的に行ってもらい、自立度を観察する。 ・暇そうで、寝ているようなら大腿四頭筋運動または背屈運動を行う。
10:00	・シャワー浴	
12:00	・昼食のセッティング	
14:00	・トイレ移動→リハビリ（3F）	
15:30	・ショートカンファレンス	
16:00	・一日の振り返り	
一日の振り返り	シャワー浴を主体的に実施することができ、Aさんも積極的に体を洗おうとしていて、立位の保持が2日前よりも少しの介助で行えることがわかった。しかし、まだ転倒リスクはあるため、いつでも支えられるようにしておくことが必要である。リハビリは進んでいて、だいぶ歩行もできるようになっていると思っていたが、歩行時に疼痛がある右下肢ではなく、左下肢を引きずっているのは右下肢に加重がかけられず、バランスが悪いためとわかり、転倒リスクが高いことがわかった。	
臨地実習指導者の助言	患者さんのADL自立状況を具体的に把握することで、その人に合った援助ができます。大雑把な把握は援助につながらないことがわかったと思います。大腿四頭筋運動は患者さんが暇そうだから行うのではなく、必要性があるから実施するのです。 　　　　　　　　　　　　　　　　　　　サイン：　加藤	

学生番号：○○○○○　　　　　学生氏名：○○○○○○

実習日	9月 26日　　火曜日　（実習　第7日）
実習目標	立案したシャワー浴、車椅子移乗を安全に配慮した方法で実施する。
看護問題の優先順位	＃1ND　皮膚統合性障害リスク状態 ＃2NC　深部静脈血栓症 ＃3ND　転倒リスク状態

時　間	計　　画	実施にあたっての留意事項
9:00 10:00 12:00 14:00 15:30 16:00	・環境整備 ・バイタルサイン測定 ・シャワー浴 ・リハビリ観察 ・患者さんとコミュニケーション ・ショートカンファレンス ・一日の振り返り	・転倒しないように、車椅子への移乗は十分注意する。手や足の位置などを口頭で伝える。 ・バルーンカテーテルや点滴に留意し、カテーテルがからまないようにする。 ・抜糸後であり、<u>感染の徴候</u>がないか観察する 　　　　　具体的な観察事項は？

一日の振り返り	シャワー浴の援助を実施したが、車椅子移乗の際は看護師2名といっしょに行い、身体を支える筋力が弱いため、全介助し、転倒に留意することが大切だとわかった。また、看護師さんが男性ストッキングの圧痕を発見し、包帯に変更した。私は看護計画で皮膚統合性障害リスク状態をあげているのに気づかなかったので、患者さんの何に注意を向ける必要があるかがよくわかっていないことを反省した。もっと、患者さんの全体を注意深く見る目をもたなければならない。　弾性
臨地実習指導者の助言	皮膚統合性障害リスク状態が高い人ですから移動のずれや同一体位、寝具類の圧迫などに気をつけて、ケア、観察が必要です。 　患者さんはあなたの顔を見ながらうれしそうでしたね。親切なあなたの声かけがよかったと思います。 　　　　　　　　　　　　　　　　　　　　　　　**サイン：　加藤**

第**4**章　臨地実習における教育評価

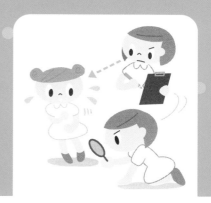

4 評価に必要な学生の理解

学生の一般的な傾向を知る

　評価をする際は、今日的な学生の特徴（**表9**）を理解しておくことが必要になります。学生の傾向を知ることで、実習中の行動を理解しやすくなり、臨地実習指導者自身があせったり、立腹したりすることが少なくなると思います。

　学生の一般的な傾向を知ることで、このような特徴をもつ学生に臨地実習指導者としてどのようにかかわり、いっしょに学習するかを考えることもまた楽しく、指導技術を磨く機会にもなります。

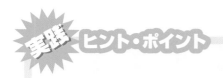

学生と臨地実習指導者の関係

　学生は臨地実習指導者からのアドバイスを受けながら、自発的にのびのびと考えを育てていくことが理想です。学生と臨地実習指導者の関係は上下関係ではなく、臨地実習学生の努力や緊張を受け入れ、対話をしながらアドバイスしていきます。つまり学生の自尊心を守る指導です。

MEMO

指導技術

　実習指導において学生の学習意欲を高め、看護技術や看護過程を教え導くための方法（スキル）のこと。意図的に指導を展開することで、自分なりの指導技術を創出し自己成長につながる。

表 **9** …学生の一般的な傾向

①指示がないと動けない
②自分で判断し、主体的に行動するという行為がとれない
③生活体験が乏しく、掃除、洗濯などうまくできない学生が多い
④型にはまっている（マニュアル人間）
⑤幼児的自己中心性
⑥精神的に弱く、根性がない
⑦元気がなく、若者らしくない
⑧自分が傷つくのを恐れるため仲間づくりがうまくない
⑨ゆったりおっとりしていて落ち着いて見える
⑩漫画やイラストが上手
⑪理屈さえ納得したら結構行動的になる
⑫四方にアンテナを張り巡らせて、情報を敏感にキャッチし、目立つことに熱心である
⑬フィーリングを好み、ユニークさを主張する
⑭遊び上手
⑮ほめてもらいたい

防衛的な学習態度と相対的な学習態度

防衛的な学習態度や相対的な学習態度が目立つ学生がいます。

❶ 防衛的な学習態度

注意されたくない、注意されまいとして弁解や先走りする傾向が強い場合をいいます。

❷ 相対的な学習態度

そんなにがんばらなくても、そこそこ合格できればよいという傾向が強い場合をいいます。

相対的

物事をほかと比較して捉えること。つまり、ほかと比較してどうか、あるグループのなかでの自分の位置はどうかを考えること。

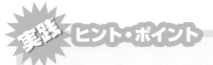

実践 ヒント・ポイント

学習態度を否定する言葉

防衛的な学習態度をとる学生や相対的な学習態度をとる学生に、
「このごろの学生は……」「いまどきの学生は……」
と言っていませんか？　学生は世代全体の特徴で語られることを好みません。自分自身の個別の評価を求めています。何気ない言葉が否定的な評価につながります。

理解 ヒント・ポイント

防衛的な学習態度・相対的な学習態度の背景

このような学習態度を最近とくに強く感じます。不安定さが残る青年期の心理的な特徴からくるアイデンティティの確立（自我の確立）が不十分であることによるという説や、ゆとり教育の弊害としての学力低下が及ぼす学生の対処行動（コーピング）ではないかといった説があります。また戦後の日本が豊かな国になったことで、昔に比べてそんなにがんばらなくてもとりあえず生活には困らず、教育も受けられる環境下に生まれ、学習意欲も湧かず、自ら主体的・自律的な学習ができる自己教育力が育っていないからだという考え方もあります。

しかしながら、看護教育は人間の生命と健康にかかわる専門職を育てるのですから、嘆いてばかりはいられません。医療従事者としての使命や看護職の魅力を語りながら、教育内容の精選と指導方法の工夫をし、学生とのコミュニケーションを密にして、学習の知的な楽しさを経験できるような努力が必要です。学生の心を打つような臨地実習での体験はその後の学習態度に大きな影響を与えます。

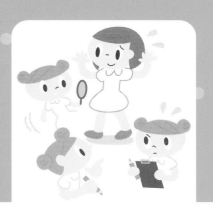

5 臨地実習指導者自身の評価

臨地実習指導過程の評価

MEMO

指導過程

臨地実習指導者や看護教員が学生指導の開始から終了までに行った指導の進行状態をいう。指導過程を振り返ることで指導者としての課題や学生の成長度がわかる。

ここでは、指導者自身の臨地実習指導過程の振り返り、つまり指導者自身の評価について触れておきます。

実習終了後に学生の学習成果を評価するとともに、自らの指導過程を謙虚に振り返ることは指導方法の改善、向上に有益な活動となります。また、人に教えるということは、自分自身の仕事について振り返り、看護実践を見直すことでもあります。

自分の病棟（勤務場所）の特色や患者・看護師の実態、課題は何か、問題となっていることに対して臨地実習指導者としてどう対処しているかなどが問われる機会にもなります。実習生に指導するとともに、それらを明確にし、臨地実習指導者としての自身のまとめと反省もしておきましょう。

指導者の自己評価尺度

MEMO

評価尺度

尺度とはものをはかる基準のことで、評価尺度とは何かを評価する際に用いる基準のこと。ストレス尺度、ソーシャルサポート尺度など、信頼性のある評価基準が各種ある。

指導者の自己評価尺度には、現在 ECTB（Effective Clinical Teaching Behaviors）尺度や看護系大学授業過程評価スケールがあります。それらは、指導者の役割にもとづいて多面的な内容を評価しようとしているので、項目が多く、初めは使いづらいかもしれません。まず簡単な自己の振り返り（**表10**）から実施し、臨地実習指導者として成長できるよう努力と自己研鑽を積むことが重要だと考えます。

❶ ECTB（Effective Clinical Teaching Behaviors）

ジマーマン（Zimmerman）らによって開発され、石川らによって邦訳されたものです。実習指導の内容と質について評価しています。自己評価尺度は「人間関係因子」「理論的指導因子」「実践的指導因子」の3因子で構成され、質問項目は43あります。

表 10 …臨地実習指導振り返りチェックリスト（ワークシート 17）

□ 実習生の不安や緊張を考慮した指導をしたか
□ 指導者として適切な指導・助言ができたか
□ 患者の安全確保に留意して指導したか
□ 気持ちよく実習ができるよう、どの学生にも配慮したか
□ 体験の機会を平等に設定できたか
□ 実習行動計画や実習記録へのアドバイスは適切であったか
□ 評価を適正にできたか
□ 学校の看護教員と連携をとりながら指導したか
□ 事前の指導計画や準備は適切であったか
□ 臨地実習指導者としての自分の課題は何かを考えたか

以下に質問例をあげます。

「学生に対して思いやりのある姿勢でかかわっていますか」

「理論的な内容や既習の知識などを臨床の場で適用してみるように働きかけていますか」

❷ 看護系大学授業過程評価スケール

中谷らによって開発された学生による評価尺度です。10 下位尺度で構成され、質問項目は 42 あります。測定結果は実習過程が学生の要望に対応していた程度を示しています。10 下位尺度は以下のとおりです。

①オリエンテーション

②学習内容・方法

③学生 − 患者関係

④看護教員・看護師 − 学生相互行為

⑤学生への期待・要求

⑥看護教員・看護師間の指導調整

⑦目標・課題の設定

⑧実習記録の活用

⑨カンファレンスと時間調整

⑩学生 − 人的環境調整

❸ 臨地実習指導過程自己評価表

参考に筆者が中心になって作成した臨地実習指導過程自己評価表（表 11）を紹介します。これは先行文献を参考にしながら独自に作成した看護教員用の自己評価尺度です。作成当時は新任の看護教員に喜ばれましたので、指導経験の浅い臨地実習指導者は、とりあえずこの内容を参考にするとよいでしょう。

表 11 …臨地実習指導過程自己評価表（ワークシート18）

記載日：　　　年　　月　　日

指導者氏名（　　　　　　　　　　）　　　　　　　　　　　実習名：

		カテゴリー		評　価　内　容	
実習前	1	学生のレディネスを高める	1	学内技術演習の必要性を説明し、確認した。	4 3 2 1
			2	事前学習課題を提示した。	4 3 2 1
			3	実習における礼節（挨拶・言葉づかい・態度）の重要性を説明した。	4 3 2 1
	2	実習教育の準備をする	1	実習前に学生の行動や思考の傾向など、特徴を把握した。	4 3 2 1
			2	実習指導計画を作成し、実習場の指導者と調整を図った。	4 3 2 1
			3	実習概要、事前準備等のオリエンテーションを実施した。	4 3 2 1
実習中	3	実習展開円滑化に向けた環境の調整	1	臨地実習指導者と指導方針や役割分担等の打ち合わせをした。	4 3 2 1
			2	臨地実習指導者と連携をとりながら指導した。	4 3 2 1
			3	対象者、関係スタッフと円滑な人間関係を形成しながら指導した。	4 3 2 1
			4	学生が相談しやすい雰囲気づくりをした。	4 3 2 1
			5	学生の使用する物品の調達・調整をした。	4 3 2 1
	4	実習目標達成のための学生指導と評価	1）人間関係 1	対象者－学生間の人間関係形成状況に留意し、必要時介入した。	4 3 2 1
			2	学生間の人間関係形成状況に留意し、必要時介入した。	4 3 2 1
			3	臨地実習指導者－学生間の人間関係形成状況に留意し、必要時介入した。	4 3 2 1
			2）看護過程 1	情報収集の仕方、優先度などについてアドバイスした。	4 3 2 1
			2	よりよい援助ができるように学生に文献活用を勧めた。	4 3 2 1
			3	実習計画立案の指導をした。	4 3 2 1
			4	対象者の看護に関して計画・実施・評価・次への発展の一連について指導した。	4 3 2 1
			5	既習の知識・技術・理論的内容等を実習の場で適用するよう働きかけた。	4 3 2 1
			6	対象者の状態に応じた看護技術を実施できるよう指導した。	4 3 2 1
			7	必要時ケア方法の手本を学生に示した。	4 3 2 1
			8	学生が新しい状況や今までと異なった状況に遭遇したときには方向づけをした。	4 3 2 1
			9	学生の進行状況を把握し、困っていることや悩みに対処した。	4 3 2 1
			10	実習記録物の内容について適切なアドバイスをした。	4 3 2 1
			11	実習の中間で臨地実習指導者と学生の形成的評価をし、フォロー対策を検討した。	4 3 2 1
			3）学習の深化 1	学生の体験を教材として活用し、看護に関する認識が深化するように指導した。 ①学生の体験に対する看護の意味づけ ②対象者の理解の重要性 ③対象者の個別性に応じた看護実践の重要性、その方法	4 3 2 1
			2	対象者の状況に応じたよりよいケアの工夫について指導した。	4 3 2 1
			4）責任 1	ケア実施に関して必要物品の準備・実施・後片づけまでの一連の行為が的確であるか確認した。	4 3 2 1
			2	対象者の安全確保、感染防止等に対する責任について、つねに学生に働きかけた。	4 3 2 1
			3	学生の体調・健康状態を把握し、手洗い、含嗽、早期受診等をアドバイスした。	4 3 2 1
	5	看護の質保証に向けた学生の受け持ち患者に対する看護実践	1	学生の実習対象者とのよい人間関係を形成し、必要時、ケアの補足ができる関係づくりをした。	4 3 2 1
			2	学生の看護行為が対象者の安全・安楽・自立等を阻害する恐れがある場合に、適宜、学生に協力し支援した。	4 3 2 1
			3	学生の看護行為が効率よく進むように協力し、支援した。	4 3 2 1

5

臨地実習指導者自身の評価

実習中	6	実習目標達成のための学習継続に向けた学生への支援 ①緊張・不安の緩和 ②学びを促進・深めるための技法	1	学生の緊張や不安を和らげるように心がけた。	4 3 2 1
			2	学生に思いやりのある態度でかかわった。	4 3 2 1
			3	どの学生にも平等に接した。	4 3 2 1
			4	実習中の学生の情緒・心理状況、学習状況等に留意し、個別性を考慮した指導をした。	4 3 2 1
			5	実習経過に伴う進歩状況を学生自身が評価をし、課題を見いだすよう指導した。	4 3 2 1
			6	学生のやる気を高めるために、できた部分をほめたり、努力を認めるようにかかわった。	4 3 2 1
			7	学生が新しい体験ができるような機会をつくった。	4 3 2 1
			8	必要時、学生と個別面接をした。	4 3 2 1
	7	複雑な実習環境での教員役割達成に向けた配慮	1	学生の実習による実習場の業務、保健・治療活動の停滞を防ぐように配慮した。	4 3 2 1
			2	学生が円滑に指導を受けられるように時間・場等の調整をした。	4 3 2 1
			3	学生が円滑に指導を受けられるように、言葉づかい・態度・タイミング等へのアドバイスをした。	4 3 2 1
	8	学習活動や行動の自立性を高めるかかわり	1	学生が自ら考えて主体的に実習できるように学生の考えを尊重したかかわりをした。	4 3 2 1
			2	自己教育力を高めるはたらきかけをした（調べ方・学習法）。	4 3 2 1
			3	状況や場をふまえた適切な行動へのアドバイスをした。	4 3 2 1
実習後	9	目標到達度・満足度評価	1	面接・グループワークなどをとおし、実習で得られたことや満足度・課題を把握した。	4 3 2 1
			2	臨地実習指導者と学生の最終評価について検討した。	4 3 2 1
			3	実習終了後に各自の達成状況と今後の課題を確認した。	4 3 2 1
			4	実習記録物を点検し、評価に活用した。	4 3 2 1

メモ欄（事前に立案した実習指導計画の問題点、学生の到達度等）

評　定　　4：大いにあてはまる　3：あてはまる　2：あまりあてはまらない　1：まったくあてはまらない

引用・参考文献

1) 梶田叡一."学力観・評価観の転換".教育における評価の理論.東京,金子書房,1995,4-6.

2) 杉森みど里.看護教育学.第4版.東京,医学書院,2004,296.

3) マリリン・H・オーマンほか."看護学実習評価の方法".看護学教育における講義・演習・実習の評価.舟島なをみ監訳.東京,医学書院,2001,204-6.

4) 梶田叡一."教育評価のはたらき".教育評価.第2版.有斐閣双書.東京,有斐閣,1999,9-19.

5) 梶田叡一."評価に潜む落とし穴".教育評価.第2版.有斐閣双書.東京,有斐閣,1999,178-202.

6) キャスリーン・B・ゲイバーソンほか."カンファレンスとディスカッション".臨地実習のストラテジー.勝原裕美子監訳.東京,医学書院,2002,210-1.

7) 鈴木敦省ほか."目標分類と到達目標主義の教育評価".看護教育評価の実際.第3版増補版.東京,医学書院,2001,204-6.

8) 石井英真.「改訂版タキソノミー」によるブルーム・タキソノミーの再構築:知識と認知過程の二次元構成の検討を中心に.教育方法学研究.28(2003),2002,47-58.

9) 文部科学省 中央教育審議会「新たな未来を築くための大学教育の質的転換に向けて〜生涯学び続け、主体的に考える力を育成する大学へ〜（答申）」2012.

10) 鈴木克明監.インストラクショナルデザインの道具箱101.北大路書房.2016,160.

11）文部科学省　平成 28 年 1 月 18 日総則・評価特別部会　資料 6-2 学習評価に関する資料　https://www.mext.go.jp/b_menu/shingi/chukyo/chukyo3/061/siryo/__icsFiles/afieldfile/2016/02/01/1366444_6_2.pdf（2022 年 10 月 21 日閲覧）

12）大学教育センター「ルーブリックの作成方法等について」
http://univ.obihiro.ac.jp/~cea/30-4rubric-manual.pdf（2022 年 10 月 21 日閲覧）

第5章

新型コロナウイルス感染症と臨地実習

この章のねらい

2020年、新型コロナウイルス感染症（COVID-19）の世界的規模での流行が発生しました。日本においても同年3月には小・中・高学校の一斉休校、4月には緊急事態宣言が発令される等、全国に大きな影響を与えました。看護教育においては臨地実習の実施が困難になりました。実習施設での学生受け入れ制限や、実習時間の短縮・中止等の状況が発生しました。

この章では、日本看護系大学協議会調査による新型コロナウイルス感染症禍の日本における臨地実習の状況を中心に紹介しました。今後も避けては通れない新興感染症に遭遇した場合の臨地実習に代わる代替方法の検討や、学生の学びの質担保をどのようにするのかを探求する参考になれば幸いです。さらに、「臨地実習でしか学べないことは何か」を再考することで、臨地実習の在り方を見直す機会になることを期待します。

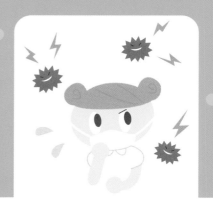

1 新型コロナウイルス感染症禍における臨地実習への影響

新型コロナウイルス感染症によって臨地実習の実施が困難に

　2020年、新型コロナウイルス感染症の世界的規模での流行が起こりました。この感染症の感染経路は主に飛沫感染、接触感染であり、密閉、密集、密接を避ける必要があり、緊急事態宣言等もあり、看護系大学の臨地実習の実施が困難な状況になりました。

　文部科学省では、2020年2月および2020年6月1日付事務連絡「新型コロナウイルス感染症の発生に伴う医療関係職種等の各学校、養成所及び養成施設等の対応について」を厚生労働省と共に示し、学校養成所における実習等の授業の弾力的な取り扱いについて周知しました。

　上記事務連絡では、実習施設の変更や実習施設の確保が困難である場合に、年度をまたいだ実習の実施、さらに困難である場合には、実情を踏まえ実習に代えて演習または学内実習等の実施によって、必要な知識および技能を習得することとして差し支えないとしており、学士課程において養われる看護実践能力の質的水準をいかに保証するかが各大学の課題となりました。各大学は教育の質を落とすことなく、どのように臨地実習の目標を達成すべきか精力的に取り組み、努力してきました。

　その実態を調査し、2021年に行われた有識者会議において情報の共有ならびに意見交換がされました。以下にその主な内容を紹介します。

新型コロナ感染症禍の臨地実習に関する有識者会議

　2021年2月、文部科学省主催により「新型コロナ感染症禍における看護系大学の臨地実習の在り方に関する有識者会議（第1回）」が開催されました。参加委員である、看護教育専門官および人選された看護系大学の教育責任者9名および文部科学省高等教育局長はじめ5名の委員により協議されました。その概要を紹介します[1]。

「1　調査結果の情報交換と共有（新型コロナ感染症下での看護系大学の臨地実習の実態）」においては臨地実習の代替措置の実施状況、それらの手段、使用機材などの調査結果が示されました。**表1**[2]にあるように、最も多いのは「日数・時間を短縮した」、次に多いのは「学内実習に変更した」「実習施設を変更した」でした。

表　**1**　…臨地実習の代替方法（日本看護系大学協議会調査　2020. 9〜10月以降）[2]

代替方法	％
日数、時間の短縮	79.8
学内実習への変更	78.7
遠隔実習への変更	42.3
実習時期を延期	39.0
実習施設の変更	36.4

n=49/246 校

MEMO

VR とは

Virtual Reality の略で、映像で作られた仮想空間を現実かのように体感させる技術。臨場感のある状況を作ることができる。専用のゴーグルやヘッドホンをつけて映像を見る。ARは、現実世界に仮想の世界を重ねて拡張する技術であり、MRは、ARをさらに発展させたもので、現実世界と仮想世界がより密接に融合され、動き回るなどの動作も実現可能となる。

これらの臨地実習代替方法の実施においては、「事例の活用」「視聴覚教材の活用」「シミュレータの活用」「実習指導者を招聘した」「患者を招聘した」など、教員のさまざまな工夫や努力がなされていました。

このように、コロナ禍における臨地実習は全体として短縮して行われており、臨地実習の代替方法による〈臨地実習の到達目標〉は、知識に関する目標についてはおおむね到達したという施設は70％余でしたが、技術に関する到達は困難で、24％余りであったと報告されています。

注目すべき代替方法として、VR（仮想現実）、AR（拡張現実）、MR（複合現実）を用いた演習を実施している先進的な取り組みがなされていたことが挙げられます。

実践　ヒント・ポイント

臨地実習の到達目標の結果から見えてきたことは！

知識の部分は7割以上の施設がほぼ到達できていたことから、あらためて学内でできることと、臨地実習でなければできないことをしっかり見いだしていく必要があると言えます。病態に関する知識に関しては、学内では看護過程演習を、各大学で力を注いで実施しています。しかし、事例は1〜2例がほとんどであることから、臨地実習との関係を保ちながら、どのような内容をプログラムしたらよいかを検討する余地がうかがえます。例えば、臨地実習に送り出す前の学生の準備性に関して、もう少し時間を費やす等が考えられます。

調査結果からの気づきと課題

先に紹介した有識者会議の情報内容および議論の内容から、新型コロナ感染症の蔓延がもたらした臨地実習への多大な影響は、図らずも看護教育および臨地実習内容の見直しの機会を得たように思います。それらは、以下の6点に集約されるでしょう。

①教育目的・目標にもとづき、現状の教育方法および内容のさらなる検討と見直し。これはコロナ禍でやむを得ず学内実習や遠隔実習に変更せざるを得なかった苦境の中で、先生方が複数事例の作成や演習方法の工夫、教材の整備を必死に行ったことから、学内でも可能なことや、内容の充実が必要な事項等が浮上してきたと思われる。

②あらためて臨地実習では何を学ばせ、学内で可能なことは何かを見いだし、それを臨地実習という流れとの関連を保ちながらどのように展開したらよいか、そのデザインを検討する必要性が浮上した。

③教育資源として、SP（模擬患者）など、地域にある資源の活用も必要であり、体験後の振り返りが重要である。

④シミュレーション教育のプログラムや方法等、教員の教育力の向上が必要となる。

⑤コロナの時代にどのように立ち向かっていくのか、どうやって自分たちを成長させていくのか、教員の熱意ある姿を見ることで学生が学ぶ。

⑥今後の課題として、臨地以外の場で代替実習をした場合の教育の質の維持、学生間の学修内容に差が出ないような工夫が必要である。

今後もコロナウイルス感染症などの新興感染症への対応は必須と思われます。

臨地実習における教育の質をいかに担保するのか、その代替方法を探求し、指導者の教育力を高める方策も大きな課題であると考えます。

また、臨地実習の経験が乏しいまま看護師として臨床現場に出る学生の精神的な不安や、臨床現場での教育・研修にも重要な課題が存在します。

引用・参考文献

1) 新型コロナウイルス感染症下における看護系大学の臨地実習の在り方に関する有識者会議 報告書　看護系大学における臨地実習の教育の質の維持・向上について（令和3年6月8日）2022年5月18日閲覧
https://www.mext.go.jp/content/20210608-mxt_igaku-000015851_0.pdf

2) 日本看護系大学協議会 看護学教育質向上委員会　2020年度 COVID-19に伴う看護学実習への影響調査　A調査・B調査報告書（2021年4月）
https://www.janpu.or.jp/wp/wp-content/uploads/2021/04/covid-19cyousaAB.pdf

第**6**章

学生が元気になる臨地実習指導

この章のねらい

　臨地実習で学ぶということは、学生にとっては学生中心で整えられていた学内での学びとは大きく異なります。臨地は患者中心の流動的な現場です。そのため学生は看護の現実が凝縮された慣れない環境のなかで学ぶことになります。したがって学内での静的で受動的な学習行動では通用せず、動的で能動的な学習行動が求められます。患者や仲間、看護教員や臨地実習指導者との交流のなかで、自分をみつめ、臨地での経験を意味づけ、学習を深化させながら看護専門職として成長していきます。学生の成長を支援する指導者は、学生が臨地で学ぶという特色をふまえたうえで、学生のやる気を高め、意欲を引き出し、主体的な行動がとれるようなかかわりが求められます。

　この章では、学生からの声を参考に、学生が元気になる実習指導について考え、日々の指導を振り返る機会にしたいと思います。そして未来の後輩たちに、看護の喜びを伝えられるような素敵なロールモデルになるための自己研鑽に役立ててください。

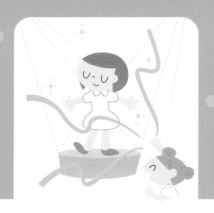

1 学生が見ている指導者 Ⓐ望ましい看護師モデル

学生のやる気を高め、成長を促す指導

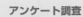

アンケート調査

実習の指導評価の一環として、すべての実習が終了した学生に無記名でアンケートを実施している。実習が終了しているためか本音で答えてくれる学生が多い。

筆者は、以前すべての実習が終了した学生を対象に「指導者の言動に対する学生の受けとめ」について無記名アンケートを実施したことがあります。その際、学生が指導場面でよくも悪くも印象に残ったエピソードを自由記述してくれました。その内容を紹介しながら、指導者としての望ましい態度を考えたいと思います。

このアンケート結果は学生の一方的な認識ですから、実際とは異なる状況であったかもしれません。しかし、率直な学生の認識であることも事実です。望ましくない指導場面では、わかりやすいように極端な例をあげましたが、代表的な事例というわけではありません。

看護師として望ましいモデルを示す

ロールモデル

看護師として働くうえで手本となる人。学生は無意識のうちに臨地実習指導者をロールモデル人材に選び、その行動をまねて実践することで、行動の根拠を理解し、行動パターンを身につけていく。

あたり前のことですが、学生は臨地実習指導者をロールモデルとして見ています。したがって、指導者自身は指導と意識はしていなくても、学生は臨地実習指導者の姿から、「看護師として望ましい姿」を見いだしてモチベーションを高めます。よって臨床の看護師一人ひとりが、学生のロールモデルであることを認識する必要があります。学生は指導者だけでなく周囲も見ています。そして感じています。

ａ　こんな看護師になりたい

A看護師は、意識のない患者さんに語りかけ、ていねいに、しかも苦痛を与えないように気づかいながら清拭を行っていた。（中略）私はその場面を見て技術の勉強になったのはもちろんだが、A看護師の患者さんに対する姿勢がとてもすばらしいと思い、自分もこの看護師のような看護をしていきたいと思った。援助が終わって、とても感動したのでA看護師に

そのことを伝えると「学生さんが準備や片づけをしてくれたから、その分私にも時間ができて患者のケアができたんだよ。ありがとう」と言ってくれた。とてもうれしかった。

不適切な看護師モデルに見られる

反対に「不適切な看護師モデル」と受けとめることもあります。学生の判断基準は学内で学んだことですから、四角四面に捉えて、看護師の行為を勘違いして受けとめることもあるかもしれません。直接、指導を受けていない場面でも、学生はいろいろ見て学んでいることを十分認識しましょう。

学生はピンポイントで見ています。そして受け持ち患者の看護以外の場面でも、見聞きしたことから、看護師としてのあり方を考えています。臨床場面では、教科書どおりできないことも多々、起こっています。学生が誤解しないような対応が必要です。

MEMO

看護師のモラル

看護倫理だけでなく[1][2]、基本的な善悪の判断や発言の良し悪しなど人間としての基本的な倫理原則が問題になる。生死に直面する現場では、気の緩みは禁物であり、慎重さが要求される。

b 個人的な会話が不愉快

看護師がベッドサイドで患者さんと個人的な会話をされていて、そばで聞いていて不快だった。

c 忙しいからやらなくていい

清拭を今から実施したいことを看護師に告げると、「今日のケア計画は陰部洗浄だけだから、やらなくていいです」と言われた。私は「患者さんは腋窩や背部の発汗があり、必要だと思いますが」と話すと、看護師は「じゃあそこだけ拭いて、私は忙しいのだから」と言われた。私は患者さんに必要な援助を行いたいだけだったのに、業務の忙しさのために必要な援助さえ行おうとしない看護師にショックを受けた。

d その笑顔を患者に向ければいいのに

看護師の一つひとつの看護行為が患者さんに対してていねいに接しているとは思えないものだった。速く行うことを優先するあまり、患者さんの立場にたったケアとは言いがたいと思った。そのあと、その看護師はナースステーションで笑いながら記録をしていた。その笑顔を患者さんに向ければいいのにと思った。

　受け持ち患者さんの体位変換をする際、患者担当の看護師といっしょに行った。私はボディメカニクスを考慮してベッド柵をはずして行おうと思ったら、なりゆき上、ベッド柵をはずさずに行うことになってしまった。やりにくかったし、学校で習ったことと違うので、担当の看護師にそのことを伝えた。午後の体位変換のときは、柵をはずしたが、その看護師は柵を床に置いていた。私は柵を床に置いてはいけないと学んでいたので、びっくりした。看護はある意味、密室で行われているため、自己の認識、責任がとても問われてくると思った。

MEMO

スタンダードプリコーション

　すべての患者の血液、体液、分泌物、排泄物、粘膜、損傷した皮膚には感染の可能性があるとみなした感染予防策。学生は手洗い、手袋・ガウンの着用などを重要な基本的概念として学んでいる。

理解 ヒント・ポイント

なんだ、そういうことだったのか

　筆者がナースステーション内で学生指導をしているときに、ディスポーザブルエプロンを着けたまま看護師が入ってきました。私たちが怪訝そうな顔をして見ていることを察知したその看護師は、「私はまだケア前だからね。うっかり忘れ物に気がついて取りに来たの。病室でエプロンを脱いじゃうと、まだ使用していないのにもったいないでしょう。このエプロンはきれいだからね。誤解しないでね」と言って行きました。学生は「ウンウン」とうなずいていました。その看護師の説明がなければ、スタンダードプリコーションの知識のない看護師として学生も筆者も受けとめるところでした。

学生が見ている指導者
B 学習意欲を高めてくれる

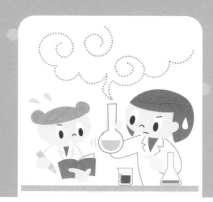

学生の主体性を育てるかかわり

MEMO

非審判的態度

相談援助技術の基本。学生の行動、態度、感情などについて、指導者が自分の倫理観や価値観で一方的に責めない。人間は基本的に自らを否定するものは信用しないため、受容の観点からも重要[3]。

MEMO

自己効力感

心理学者バンデューラが提唱したもので、人はある行動が望ましい結果をもたらすと思い、その行動をうまくやることができるという自信があるときに、その行動をとる可能性が高くなると考える[4]。

　主体性のある学生に育てたいという思いは、指導者側の強い教育観のひとつでもあります。初心者である学生は、主体性を求められても、何を、どのようにしたらいいのかわかりません。主体性を育てるとは、学生の学習意欲を高めることなくしては成り立ちません。そのためには、指導者の主体的なかかわりと意図的な介入が必要です。意欲を引き出す発問や声かけ、非審判的な態度、そして学生を温かく見守り、根気強く待つことも大切です。学生の不足や未熟を指摘するだけでは、学生は萎縮して自信をなくすだけです。機会を逃さず肯定的なフィードバックをすることや小さな成功体験の積み重ねをさせることで、学生は自己効力感を高め、自分に自信をもちはじめ、主体的に学べるようになります。

　みなさんは、学生の主体性に任せていたら、実習が成り立たないと心配するかもしれません。事前学習を学生の主体性に任せたら、ほとんど何も学習してこなかったため、その学習不足を指摘すると「それなら最初から具体的に指示してください」と学生から言われたことはありませんか。最初から学生に主体性が身についていると思ってはいけません。何を学習したらいいのかわからない学生にとっては無理な要求です。

主体性を引き出すタイミングと実習内容の理解

　学生の意志を尊重しようと「骨髄穿刺がありますが見学しますか?」と学生を誘ったら予想に反して断られてびっくりしたことはありませんか。学生はきっと学習不足の状況では十分な見学ができないと考え断ったのでしょう。過去に勉強不足のまま見学して叱られた経験があったかもしれません。主体性をもたせるようにかかわるには、学習内容ばかりでなくタイミングも考慮しなければなりません。

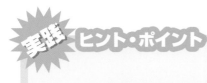

突然の検査・処置の見学

　予期せず貴重な学習の機会があった場合、学生の動揺を最小限にするようにかかわります。「午後、緊急で骨髄穿刺の検査の予定が入りました。病棟に文献がありますから昼休みに目をとおして見学しましょう。わからないことはあとで追加学習をしましょう」と声をかけてみましょう。「百聞は一見に如かず」何度も聞くより一度自分の目で見ると理解が深まります。

　また学生には、なぜ今この学習が必要なのかという理解もさせなければなりません。実習初期の学生には、どういう行動をとることが主体的な行動というのかを具体的に示しながら、少しずつ学生に委譲していくことが必要です。
　自分が指導を担当する実習期間（2〜3週間）だけで、何もかもに主体性を求めることは無理です。主体性を育む場面は、至るところにあります。学生が関心を示した事柄や、実習で体験の多い技術の実施、カンファレンスの場面など、機会を捉えてひとつでもいいので、学生の状況に応じた意図的なかかわりをとおして、主体性を育んでいくことが大切です。

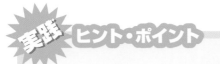

ほめる、提案する、おもしろくなる

　学生の行動に少しでも進歩があったら具体的に、つまり、何ができるようになったかを言葉に出してほめましょう。
「患者さんの麻痺を考慮した清拭の手順がよく考えられていて、昨日より短い時間で実施ができましたね」
　そして、次の段階では指示するのではなく、提案をすることで学生の主体性を促します。
「もっと患者さんが安楽な方法はないかしら？」
　学生が自ら考えるように進めていきましょう。少しでも進歩があったらまたほめる、提案する。この繰り返しで学生の主体性が育ち、看護をおもしろく感じていくことでしょう。

意欲を引き出すかかわり

　以下に臨地実習指導者に対する学生の記述を示します。学生がやる気を起こす、意欲を引き出す臨地実習指導者のかかわりとは、「学生の考えをよく聞く」「学生といっしょに考える」という学習課題を共有することがポイントです。

a　私を認めてくれた

　それぞれの病棟に自分を成長させてくれた臨地実習指導者はいました。それは学生の言ったこと、計画したこと、行ったことをちゃんと認めてくれて、それに対してアドバイスをしてくれ、まちがっていたら修正してくれたことでした。はじめから学生の言動について「それは違う」とバシッと言われてしまうと意欲が低下してしまいますが、認めてくれたうえでの指導であれば「今度はこうしてみようか」「こうしたほうがよかった」と考えたり反省したりできました。

b　いつもいっしょに考えてくれた

　昼夜が逆転していた受け持ち患者に対し、昼間は寝かさないような計画を考えたが、車椅子に座ってもらうことしか思い浮かばなかった。臨地実習指導者に相談したら、「車椅子でも寝ていることもあるし困ったね。病棟でも問題視していて、学生さんといっしょに考えようと思っていたのよ。ほかに何かいいアイデアはある？」と言って、病棟にある文献をいっしょに調べて計画を立てた。そして病棟カンファレンスで発表して、臨地実習指導者と私で考えた計画をチームで共有できた。なんだか私もチームの一員になれたように思えてうれしかった。その臨地実習指導者は、一方的に教えるというのではなく、いつもいっしょに考えてくれた。自分の調べてきたことやつたない考えも、安心して指導者に伝えることができた。

理解 ヒント・ポイント

外発的動機づけと内発的動機づけ

　できていることをほめ、できていない部分を「〜したらもっとよくなる」と具体的に評価すると、学生のモチベーションが高まります。こういう他者からの評価は「外発的動機づけ」となります。実習評価全般は外発的動機づけとなります[5]。

　内発的動機づけもモチベーションを上げるもっとも効果的な方法です。内発的動機づけは好奇心や関心によってもたらされます。知的好奇心は自発的行動につながり、その結果有能感を得て、さらに自発性が高まるのです。学生の思いを受けとめ、好奇心を刺激し自発的行動を導く指導をします[6]。

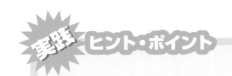

どんな時によく学べるか

　教育とは学ぶ主体づくりです。人はどんな時夢中になって学ぶのでしょうか。ぐんぐん力がついていたのはどんな時だったのでしょうか。自分自身にも問いかけてみてください。学生を、直接育てることも重要ですが、学生に学びたくなるような環境を提供することも重要です。

　よく学べた時を思い出してみましょう。①信頼され、受け入れられ、期待されているとよく学べる。②良いサポートやフィードバックがあるとよく学べる。③自分にとって心地よい空間にいるとよく学べる。④自分の気持ちや考えを素直に出せるときによく学べる。⑤自分の選択した内容や方法で学べるときによく学べる。⑥目標を明確にすることでよく学べる。⑦考え甲斐があるテーマや問題に巡り合えるとよく学べる。⑧新しいものに挑戦するとよく学べる。⑨話し合ったり議論をすることでよく学べる。⑩他の人たちの学びを手助けすることでよく学べる。⑪成功したとき、結果を出したときによく学べる。⑫面白さを感じるときによく学べる[7]。等

指導の放棄による意欲の低下

　学生の学ぶ機会を保証しないで指導を放棄するようなことはどんな場合でもあってはなりません。学生の学ぶ意欲は著しく低下し、指導者の存在そのものが学習阻害要因になってしまいます。

　以下の例は専属の指導者がいないときで、たまたま学生の受け持ち患者の担当が、経験の浅い看護師だったときに起こりました。看護師に学生指導をする時間的な余裕がなく、指導そのものに自信がないことが原因でした。この看護師は学生担当からはずしてもらいました。

C　私から学ぶ機会を奪わないで

　援助についてアドバイスをもらおうと声をかけてもいっさいかかわりを拒否し、威圧的な態度でかかわりを避けるようにその場から席をはずしてしまう。朝の打ち合わせでさえもつねに学生に背を向けるように業務をしているため声がかけづらく、また声をかけてもなかなか取りあってもらえない。学生とかかわる際に「しかたないなあ」「うっとおしいなあ」といった態度がありありと見られてとても不愉快でした。これでは患者によりよい援助を行うためのアドバイスがもらえず、臨地実習の意味がないばかりか、学ぶ意欲さえ失せました。

第6章　学生が元気になる臨地実習指導

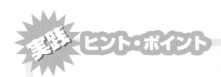

無関心や無視は学生の存在を否定する

　学生の実習行動計画は忙しくても手を止めて聞くことが重要です。学生の存在を認める声かけは、学生が受け入れられていると感じのびのびと実習することにつながります。無関心、無視、無表情、無言は学生にとって人格を否定されたように感じます。

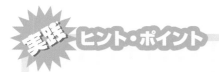

学生の意欲が低下する言葉

　学生の意欲を低下させる言葉を使うことは避けなければなりません。どういう言葉が学生の意欲を低下させるかは一概にはいえません。それは学生との関係性や、その言葉の前後の文脈によって違ってきます。「期待されていない」と感じる言葉や「軽蔑する」「威圧する」言葉は学生を傷つけ、意欲も低下させる言葉に該当します。表1にいくつかの例をあげます。

表 **1** …学生が傷つき意欲が低下する言葉

「やる気はあるの？」	「まだ学生だから仕方がないけどね」
「報告はそれだけ？」	「ほかにもっとすることがあるでしょう」
「あなたにできるの？」	「前に来た学生さんとは大違いね」
「それでは看護師は務まらないわよ」	「これで、合格できると思っているの？」
「今ごろになっても、知らないってどういうこと？」	
「わからないなら、わからないとはっきり言って！」	
「あなただけ、他の学生さんと比べると遅れているわね」	

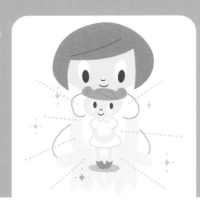

3 学生が見ている指導者
C 個人を尊重してくれる

学生個人と関係性を築く

業務が忙しいときに、基礎看護学実習が2週間終わったと思ったら、次週からは次の学校の老年看護学実習が始まる。ひっきりなしに学生が実習に来て、その個別性に麻痺してしまうことがあるかもしれません。

学生を実習グループではなく、個人として考えて関係性を築いていきましょう。学生一人ひとりが、何を学びたがっているのか、どんな看護観をもっているのか、どういう個性をもっているのかなど、個々の学生に関心をもつことが必要です。また、初頭効果といって、人間は相手を第一印象で認識してしまう傾向があるといわれます。学生と良い関係づくりには、最初の印象、かかわりが重要になってきます。

MEMO

初頭効果

第一印象でかたちづくられる考えのこと。最初につくられた印象は簡単には逆転しない。最初によいイメージを与えておけば、学生との関係性によい影響を与える[8]。

a 私のことをよく知ってくれている

2日間同じ臨地実習指導者のあと、指導者が変わり、今日は初めて会う臨地実習指導者だったので、今までの実習状況を説明しようとしたら、私の名前も、私の実習経過も知っていて「○○さんは、今日は初めて一人で清拭と陰部洗浄をする計画ですね。不安だと言っていたようだけど、学内で練習してきましたか？ 体位を変えるときや臀部を挙上するときは私も手伝うし、時間がかかりそうなときもサポートするからね。物品の準備はもう一人でできていましたから、今日は一人で準備してから私に声をかけてくださいね」と言われた。私のことをよくわかってもらえていて、安心できた。私だけでなく、他の学生の状況もよく知っていて、学生によって指導を変えていることがよく伝わってきた。

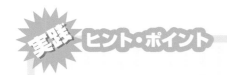

行動（条件）を肯定する指導を

　学生から慕われる指導者は、学生の行動をほめるとき、具体的に条件をほめています。「〜ができるようになった」と伝えることで、学生はできる行動（条件）を増やしていけるのです[6]。

学生の個別性に目を向けない

　たとえ学生のユニフォームが同じであっても、学生個々は違います。看護は患者の個別性を尊重して行うという大前提がありますが、同じように臨地実習指導も学生の個別性を尊重して行うことを忘れないようにしたいものです。

　学生を励ましたり、発奮させる目的で、できのよい学生を引き合いに出したり、以前実習に来た積極性のあった他グループのように、今回のグループにも同様の積極性を求めたりする臨地実習指導者を見かけることがあります。これは格差のある指導につながり、学生も大事にされていないと感じますから、学生がもっともいやがる指導であることを知ってください。

b　私は私です

　「これは学生がよく陥るパターン」だとか「学生はだいたいこう考えるけど」などと指導されるのはいやな気分です。「学生」と呼ばれることだけでも、当初はいい気がしませんでした。これはもう慣れて今さら何も感じませんが、私は私であって他の学生とは違う人間です。ふだん、患者さんの個別性や「その人」そのものを捉える必要性について指導を受け、そのとおりだと思っているのに、私は「学生」という大きなカテゴリーにはめられて見られていることに矛盾を感じます。

c　「できない」と決めつけないで

　最初から「まだ実習経験が少ないけど、あなたは、患者さんとうまくしゃべれるの？」と外見を見て判断されたのはショックでした。もう少し、私が患者さんとかかわっているところを見てから言ってほしかった。

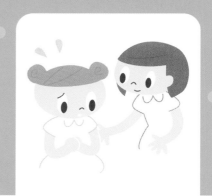

4 学生の学習上の悩みを知る

学生の認識する課題の変化

　筆者が担当する臨地実習終了直後に、無記名アンケート調査を行った結果を表2に示します。学生が認識している実習上の悩み・困難点は、「知識・技術の不足」「患者の病態の理解」「実習記録」がもっとも多く、次いで「看護記録の記載」「看護計画の立案」「援助の評価」などが続いていました。要約すれば、実習上の悩みとは、知識や技術、看護過程に関するものでした。この悩みは、昔も今も、大きな変化はありません。

　一方、「毎日の行動計画の立案」「毎日の学びの記載」の悩みは意外に少なく、これは、臨地実習指導者の毎日の指導の成果と考えられます。結構、指導に時間を割いている臨地実習指導者も多いと思いますが、これは毎日の指導の成果と考えられます。また、予想に反して「コミュニケーション」「援助の方法」「患者心理の理解や対応」「適切な情報収集の実施」の悩みが少ないとは思いませんか。かなり指導をしたはずだと臨地実習指導者は感じると思います。

　学生にとっては実習開始当初につまずき、悩んだとしても、指導をもらって乗り越えれば、それは悩みではなく、学びとして認識されているのです。したがって「あなたの課題は何？」と学生の認識を確認することは指導上有効ですが、うのみにすることは危険です。「技術が課題だからしっかり学びたい」と言った学生にそのつもりでかかわると、患者とのコミュニケーションにつまずいて指導が必要であったという経験があります。学生が今まで体験してきた実習の特徴や実習期間中の時期によって、悩みや困難点は変わることをふまえて指導にあたることが必要です。今までは課題と認識されていない新たな課題が見いだされることも多いものです。成長過程においては避けられないプロセスです。

表 **2** …アンケートによる実習上の悩み・困難点

(n=101)

実習上の悩み・困難点	たくさんあった	少しあった	あまりなかった	まったくなかった
知識・技術の不足	33	50	17	1
患者の病態の理解	17	50	31	3
実習記録	20	42	37	2
看護記録の記載	11	46	40	4
看護計画の立案	13	43	39	5
援助の評価	6	49	39	5
自分の性格や行動傾向	14	40	40	7
患者心理の理解や対応	13	37	41	10
適切な情報収集の実施	3	41	47	10
コミュニケーション	14	28	40	19
援助の方法	10	32	48	11
援助の実施	8	34	54	5
看護上の問題の理解	6	27	61	7
実習指導方法	7	23	43	28
毎日の行動計画の立案	3	24	60	12
生活の変化の理解	4	21	70	6
健康障害の理解	3	21	67	10
毎日の学びの記載	4	18	63	16
実習環境	5	16	50	30
援助の必要性の理解	4	16	69	12

学生の悩みの原因のアセスメント

　では、どのように悩みに答え、困難点を克服できるようにサポートするとよいのでしょうか。これには、まず学生の学習の深化を妨げている要因についてアセスメントする必要があります。学生の学習上の課題は、「患者の全体像が捉えられない」「記録が書けない」など、さまざまありますが、この状況は指導者にはすぐにキャッチできます。そこでそれらの問題をひき起こしている要因（原因）をしっかり見極める必要があります。なぜなら学生個々で要因は異なるからです。そしてこの要因に適切にアプローチをして問題を解決していきます。表3に学習上の課題をもつ学生のアセスメント項目をまとめました。

　一見、問題が同じでも一律に同じ指導では、根本解決にはなりません。患者

表 **3** …学習上の課題をもつ学生のアセスメント項目（ワークシート 16）

□ 妨げ（要因）になっていることは何か
□ 何がストレッサーになっているか、それをどう考え、対処しているか
□ 周囲からのサポートをどのように受けとめているか
□ これからどのように行動（努力）しようと思っているか
□ その課題をうまくやる自信がどれくらいあるか

の看護問題なら看護師が 24 時間継続してかかわりますし、検査データや家族からの情報も得ることができるので、アセスメントも容易です。しかし、学生の学習上の課題や要因は、実習上のかかわりというきわめて限られた状況でのアセスメントになりますから、なかなか的確に捉えることが難しい場合もあります。もちろん、看護教員と情報を共有して対応することは重要になります。学生自身が自分の学習上の課題を正しく認識し、看護師になるために改善しようと行動しない限り、学習の深化は期待できなくなります。

1 実習上の悩みや困難点のアセスメント

　学生の悩みや困難は、人体の構造・機能がわからない、アセスメントができないなどの知識面の問題や、技術が未熟という問題もあります。また、グループメンバーとうまくいかない、患者から援助を拒否された、苦しそうな患者を見るのがつらくてベッドサイドに行けないなど、学生の気持ちの問題もあります。そのほかに、理由をつけて記録を看護教員に見せない、行動が遅い、指示をしないと動けない、臨地実習指導者とうまくいかないなど、実習態度の問題もあります。態度面は学生本人が必ずしも問題と感じていないこともあります。
　学生の悩みに答え、困難点を克服させるためには、その問題の要因を把握するほかに、学生自身の認識も確認したうえで対応する必要があります。

2 技術に関する悩みや困難点への対応

　病棟では、患者に応じた柔軟な方法でケアを学ばせることは大事なことです。しかし、経験の浅い学生にとっては、それが悩みや困難点として認識されることも事実です。技術項目にもよりますが、指導を工夫することが重要となってきます。
　学内で学んだ根拠や手順は理解していても、病棟ではうまくできない学生は多いものです。物品一つ違うだけでも、学生は混乱します。頭だけで考えて実施することは学生には難しいものです。さらに臨地実習指導者やスタッフは同じ手順で行っていません。学生の技術を見て、うまくできるようにと指導をし

MEMO

技術の自動化

　新しい技術を学ぶときは、模倣から入り、意識して行えば操作できる段階、正確にできる段階、技術を調整できる段階、そして意識しなくても自然にできる自動化の段階へと進んでいく。

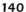

てもらっても、初心者の学生は、毎日違う指導をされているように感じ、混乱し自信をなくしていきます。学生が技術を学ぶ段階は、「模倣から入り、操作をする、正確に行う、調整する、自然な自動化」と積み上げられていきます。

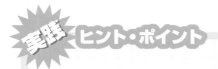

病棟で実際に活用できる手順書づくり

病棟の物品を使用する、物品の数（たとえばタオルの本数など）も考慮する、物品の配置も病室をイメージして図示させるなど、具体的に行動できる手順書を書かせることで、学生の頭が整理できることがあります。また、臨地実習指導者も学生の未熟なところを修正させるうえでも、手順書があると指導しやすくなります。ただし、すべての技術学習に手順書が必要なわけではありません。

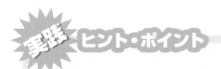

病棟で実際に活用できる手順の統一

一時吸引のように吸引圧や吸引時間、カテーテル挿入の長さには基準があるものの、無菌操作で、患者の苦痛を少なく行う方法は一つではありません。したがって、学ばせたい意図があるにもかかわらず、方法が統一されていない技術については、初心者の学生に指導する手順を統一します。初回は指導者がデモンストレーションを行うことで、模倣から入ることをお勧めします。もちろんほかの方法もあること、まずはこの方法で学習することを伝えることを忘れずに。そして模倣の学習段階を越えたとき、学生は徐々に自分なりのベストな方法を身につけていくことでしょう。

指導者から学生への指示・支援

ときとして、学生が臨床に慣れていないことを失念して、同僚や後輩に指示をするように言葉をかけてしまい、学生を悩ませてしまうことがあります。慎重に声をかけないと患者への影響が出てしまうため注意が必要です。

❶ 学生への指示は、曖昧にしない

リハビリテーションから帰ってきた学生は、臨地実習指導者から「先に病室へ患者と行っていてください」と言われました。学生はいつも臨地実習指導者監督のもとに患者をベッドへ移乗していました。ベッドサイドでしばらく臨地実習指導者を待っていましたが、患者から早くベッドへ移りたいと催促されました。指導者を呼びにベッドサイドを離れると、まちがいなく患者は一人でベッドに移るため危険だと思いました。学生は、きっと臨地実習指導者は私一人で移乗してもいいという意味で指示したと思いました。一人で移乗して、患者

がベッドから崩れ落ちそうになったときに、臨地実習指導者が病室に来て患者は無事でした。臨地実習指導者は、患者の状態がわかっているわけですから、患者と学生の両者の行動を予測して、具体的な指示をすることが必要だった例です。このケースはまちがいなく臨地実習指導者に責任があります。

また、同様のケースですが別の学生はナースコールを押して看護師を呼びました。対応した看護師から「緊急でもないのに」とひどく叱られました。この学生が安易な気持ちでナースコールを押したと思いますか。少なくとも、この学生にとっては患者の安全を守り、患者の要望に応える最善の方法だったことでしょう。

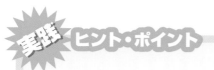

オリエンテーションが重要

患者の安全を守るためには、学生が一人で絶対に行ってはいけないケアを、事前にしっかり伝えて確認しておきましょう。患者の状態は変化するので、毎日の実習開始時にそのケアにどういう危険があるか、不測の事態も予想して、困ったときの対応まで伝えておくことが必要です。

② 学生とともに考える姿勢をもつ

意識レベルがⅢ群で、言葉による反応がない患者を受け持った学生がいました。毎日毎日、全面介助でケアをしてもとくに患者の状態に変化はありません。週に4日の実習中は、口腔ケア、陰部洗浄、清拭などのケアを一生懸命行っていました。ある日のこと、患者の仙骨部に発赤を認め、口臭もあることを臨地実習指導者に指摘されました。学生は心のなかで「月曜日に実習に来るといつも患者は汚くなっている。自分の4日間のケアは台無しにされている」と思いました。それで臨地実習指導者に向かって「これは本来病棟の看護師の責任ではないか。なぜ学生の責任にされるのか腑に落ちません」と言い放ちました。学生の言動は決してほめられるものではありません。しかし、学生は看護を学びに来ているので、看護の責任は病棟にあります。臨地実習指導者は、この患者の状態から自分たちのケア不足を認め、学生といっしょによりよいケアのあり方について、ともに考える姿勢が必要だったと思います。

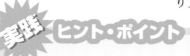

謙虚な指導者になる

臨地実習指導者も完全ではありません。わからないこと、できないことも当然あります。「わからない」「できない」ことを学生に素直に表現する姿勢も大切です。そういう臨地実習指導者を学生は信頼するのです。自分が答えられないことを学生に質問することは言語道断です。

合理的配慮

「発達障害」という言葉が周知されるようになってきました。2004年12月に「発達障害支援法」が制定されました（2016年6月改正）。この法律において「発達障害」とは、自閉症、アスペルガー症候群その他の広汎性発達障害、学習障害、注意欠陥多動性障害その他これに類する脳機能の障害であってその症状が通常低年齢において発現するものと定義されています。また、第一条の目的には、発達障害者の心理機能の適正な発達及び円滑な社会生活の促進のために発達障害の症状の発現後できるだけ早期に発達支援を行うとともに、切れ目なく発達障害者の支援を行うことが特に重要であることが明記されています。発達障害は脳機能の障害であり、周囲の人が本人に合わせる時代になってきたといえると思います。2012年の調査によれば、学習上の困難および行動上の困難があると考えられる子どもが普通学級にどの程度いるのかを調査した結果、発達障害（ADHD・学習障害・高機能自閉症等）の可能性のある児童はおよそ6.5％いるとの結果が出ています[10]。発達障害の症状は多岐にわたり、その説明は専門書に譲りますが、調査結果から考えても、看護学生の中にも、発達障害かもしれない人たちがいると思われます。

保健師助産師看護師法においても2001年に第9条三の欠格事由が修正され、障害を有していてもできる限り学習の機会を与え、免許を取得できる条件を整えることが求められています。さらに、2016年4月1日から障害者差別解消法（正式名称「障害を理由とする差別の解消の推進に関する法律」）が制定され、障害のある人もない人も、互いに、その人らしさを認め合いながら、共に生きる社会をつくることを目指し、「不当な差別的取扱い」を禁止し、「合理的配慮の提供」を求めています。

合理的配慮とは、学習の権利を保障するためのものです。しかし、決して卒業や資格所得の保障ではありません。合理的配慮とは本来は学生からの申し出によって行うもので、実施にあたっては、配慮をする施設や学校の負担が過度でないこと、もし負担が過度である場合は違う方法を探ることが望ましいともされています。そして配慮しても尚、条件をクリアできない、実習目標に到達しない場合は、実習停止や単位未認定はありえるということです。

臨地実習指導者や看護教員は、学生の行動が発達障害かもしれないと疑問を感じたら、早期に情報を共有し合い、当該学生の指導においては、将来の看護専門職者としての人間成長の機会を与えるためにも、可能な範囲で合理的配慮をすることが必要です。

MEMO

ADHD

注意欠如・多動症。発達水準からみて不相応に注意を持続させることが困難であったり、順序立てて行動することが苦手であったり、落ち着きがない、待てない、行動の抑制が困難であるなどといった特徴が持続的に認められ、そのために日常生活に困難が起こっている状態[11]。

4

学生の学習上の悩みを知る

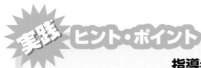

指導者と教員は協力し合ってさまざまな方法を試す

　合理的配慮は当該学生の個性を見極めて行いますが、学生自身が自分の傾向に気づいていない場合も多いものです。学生からの申し出がなくても、指導にあたっては、臨地実習指導者と看護教員は協力し合いながらさまざまな方法を試すことになります。

＜合理的配慮の一例＞
・実習内容やルールについて通常以上に詳しい説明をする。
・やっていいこと・いけないことなどの具体的指示を出す（曖昧な指示はしない）。
・集中できない学生には別室で指導できる環境を調整し、集中できる環境を提供する。
・指導内容を箇条書きにして渡す。
・患者とかかわるときは必ず同行する。
・病棟のカルテや看護記録は一緒に読む。
・事前に実習施設の見学をさせる。など

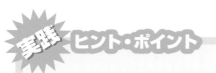

LGBTQ

　皆さんの周囲に LGBTQ の人はいますか？ LGBTQ とは、レズビアン（L）、ゲイ（G）、バイセクシュアル（B）、トランスジェンダー（T）だけでなく、自分の性自認や性的指向を決めたくない、まだ決めかねている状態のクエスチョニング（Q）の略称です。2020 年のインターネット調査によると、人口に占める LGBTQ の人の割合は 8.9％という結果でした [12]。左利きの人の割合（約 10％）と同じくらいです。文部科学省は、2016 年に「性同一性障害に係る児童生徒に対するきめ細かな対応等の実施について（教員向け）」パンフレット [13] を全ての小中高等学校等へ配布し、学校における適切な対応を促しました。臨地実習においても、配慮の必要性は出てくると思われます。私たち看護職の行動指針である「看護職の倫理綱領（2021）」にも、看護職は、性自認、性的指向、性別についても人間としての尊厳及び権利を尊重することが記されています。学生個々の悩み相談は看護教員が行いますが、臨床では、たとえば、学生の名前を呼ぶときは性別に関係なく「○○さん」と呼び、「○○君」とは呼ばないようにします。多機能トイレも患者優先かもしれませんが、学生の使用も認めていきます。筆者の大学では、開学当時から実習ユニフォームは男女別で型が違っていましたが、男女兼用のジェンダーレスのユニフォームに変更しました。

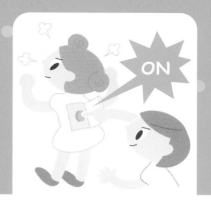

5 学生がやる気になる指導

学生の成長感・やる気の要素

ここでは学生の生の声を紹介し、学習者の成長を促す指導方法を考えてみたいと思います。実習を振り返って臨地実習指導者とのかかわりで自分が成長した、あるいはやる気になったことについて、実習生に記述してもらった結果です。学生の記述を整理した結果を**表4**に示します。

臨地実習における学生の成長感・やる気の要素10項目とおもな内容です。これらは学生が臨地実習指導者から直接指導を受けたときの内容で、具体的な場面がいろいろあります。

多くの学生があげていた言葉・態度・指導方法の上位3項目は、順に「わかりやすい指導」「ほめる・励ます」「考えを導く」でした。

成長感・やる気を引き出す言葉・態度

❶ ほめる・励ます

「ほめる・励ます」についての内容・場面は「がんばってケア計画を立案したとき」「見逃しやすいことに気づいたとき」「ケアでうまくできたとき」「リーダーの役割をうまくできたとき」「あせっていたとき」などで、わかりやすい指導の次に多くの学生があげていました。「認める」については、「ほめる」ことと似ていますが、学生の記述には「患者用パンフレット作成でがんばったとき」「リーダーとしてがんばったとき」などがあがっています。

学生は自分のがんばりや努力を認めてもらい、具体的な言葉でほめられることで自己成長感を感じ、次の学習への意欲が湧いています。臨地実習指導者がつねに個々の学生に関心を向け、出来栄えのみでなくその過程の努力やがんばりに注目することで、学生はこのような肯定的な言葉や態度を表します。できてあたり前、学生はがんばってあたり前と思わずに、相手によくわかるように

表 **4** …学生が成長を感じたり、やる気が出たとき

成長感・やる気の要素		場面　・　状況
言葉・態度	ほめる 励ます	・がんばってケア計画立案したこと ・見逃しやすいことを気づいたとき ・ケアでうまくできた点 ・リーダーの役割をうまくできたとき ・あせっていたとき励ましてもらえた ・記録がうまく書けたとき ・一生懸命やっていたとき ・的確なアセスメントができたとき
	認める	・患者用パンフレット作成でがんばったとき ・リーダーとしてがんばったこと ・自分で調べたり、記録の修正をがんばったことを認めてもらえた ・厳しい指導者さんからできたことを認めてもらえた ・少しでも進歩したとき
	学生の自主性を導く	・学生の考えを聞いてからアドバイスをしてもらえたので、別の方法を考えられた ・学生が考えたケアを聞いてから、提案をしてくれた ・記録の指導で、まず学生の考えを確認してもらえ、書き方のアドバイスをもらった ・実習中はまず自分たちで考えることが多かった
	学生の心情の受容	・記録が進まなかったとき、自分の状況を受けとめてもらえた ・急性の実習展開ができず、苦しんでいるとき、やさしく受けとめてくれた ・泣いてしまったとき、振り返りや気持ちの整理をするアドバイスをしてもらった ・不安が強いときに、そのことをわかってもらえ、ケア時に手を添えてくれた ・初めての応用実習のとき、緊張をわかってくれて、温かい語調や雰囲気で、圧迫感のない態度で接してもらえた
	熱心な指導	・一対一で見捨てずに指導してもらえた ・教育指導やパンフレットのアドバイス、リハーサルと、時間をかけて熱心に指導してもらった ・実習時間が過ぎても最後まで指導してもらえた
指導方法	わかりやすい指導	・疾患について理解が足りない部分を教えてもらえたので、自分でやろうと思えた ・解剖の図を書いて具体的な指導をしてもらえて、症状とつながった ・自分で調べてわからないことを、参考書を持ってきて、わかりやすく説明してくれた ・食事介助のときに、もっと食器を近づけて患者のペースを見ながらと、そばで指導してもらった ・実習記録の一つひとつにアドバイスを書いてくれたり、まちがいを指摘してくれたり、ていねいな指導を受けた ・検査データをいっしょに見たり、治療方針を確認したり、学生といっしょに考えてもらえた
	考えを導く	・考えが足りないときに、気づけるように答えを誘導してもらえた ・指導者といっしょに1週間の振り返りをし、考え方の整理ができた ・なぜそれが問題か、なぜその観察をするのかなど、質問されて自分の考えがはっきりした ・指導者の問いかけで、自分は患者の気持ちを考えていないことに気づけた
	学びの機会を提供	・コミュニケーションの見本を見せてもらい、共感や受容の実際を示してもらえた ・何でも経験しないとできないからと、経験できそうなことを探してくれた ・医師に臨床講義をお願いしてもらえ、受け持ち患者の治療方針がわかった
	実習環境の調整	・病棟の医師や薬剤師に実習生を紹介してもらえ、実習しやすい気がした ・指導者が看護教員と相談しながら技術経験などを決めていたので安心した ・カンファレンスの部屋が空いていないときに医師に実習生の存在を伝えてくれた ・実習記録を書くスペースがないときに、空間を提供してもらえるようにほかのスタッフに頼んでくれた
	フィードバック・レディネスの把握	・質問されることで自分が理解できていないことがわかり、勉強しようと思った ・できたこと、できないことの的確な指導をしてもらった

表現をすることが重要です。

❷ 学生の自主性を導く

「学生の自主性を導く」の内容は、「学生の考えを聞いてからアドバイスをしてもらえたので、別の方法を考えられた」「学生が考えたケアを聞いてから、提案をしてくれた」「記録の指導で、まず学生の考えを確認してもらえ、書き方のアドバイスをもらった」などです。ここから考えられることは、臨地実習指導者が自分の考えを押しつけたり、指示したりせず、学生が自分の考えを発展できるようにかかわることが意欲につながっているということです。

この場合に注意したいことは、学生の計画や記録などにおける「アセスメント能力」と「患者の個別的な要素」をどのように捉えているかを確認することです。また、学生に考えさせる場合にもある程度のヒントや方向を示すなどの配慮が必要です。このようなかかわりが瞬時にできるには、臨地実習指導者として当該領域の専門的な知識や治療方針、患者把握が十分できる能力が必要になります。

❸ 学生の心情の受容

「学生の心情の受容」の内容は「記録が進まなかったとき、自分の状況を受けとめてもらえた」「急性の実習展開ができなくて苦しんでいるとき、やさしく受けとめてくれた」「泣いてしまったとき、振り返りや気持ちの整理をするアドバイスをしてもらった」などです。これらは、学生の立場や心理的な状況を理解した臨地実習指導者の温かいかかわりにより、学生が前向きな姿勢をもって立ち直り、実習に向かえるようになったことを示しています。

最近の学生は精神的に脆く、すぐ泣いたり、プイッとソッポを向く、忍耐力がないなどを聞きますが、一方で未知なことへの緊張や不安状況にあるときに、頼りにしている臨地実習指導者から人としての温かさを感じられると、容易に立ち直り、前進できる存在でもあると考えます。

患者の個別的な要素

個々に異なる患者の生活背景や仕事、ものの考え方を捉えてそれに応じた看護を提供することが必要である。個別的な要素とは、その患者に固有な事柄をいう。

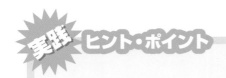

臨地実習における学生指導のコツ

　学生には「感情へのケア」を大切にして指導にあたってください。表5にある看護教員の学生指導のコツを紹介しておきます。どの臨地実習指導者にも通じる内容であるかは疑問ですが、看護教員として心がけていることが書かれています。

　教育は学生と教員の双方向的コミュニケーションを媒体として展開されます。この看護教員は実習前・実習中とも学生との人間関係を重視し、実習に臨む学生の気持ちや思いを汲み取り、さらに学生の個別的な事情をも予測しながら、実習目標の達成に向け学生とかかわっています。また、臨地実習指導者との協力体制、患者の安全に関する注意も視野に入れて指導を行っています。

　臨地実習指導者と看護教員との役割分担をしている施設では、一般的には看護教員は学習や思考過程の指導、臨地実習指導者は看護の実践にそれぞれ責任をもつといったことが多いようです。このような指導方針は学生の個別的な状況（理解力、学習態度など）によっては厳しさも必要となりますから、ケースバイケースで対応することが必要です。

4　熱心な指導

　「熱心な指導」の内容は「一対一で見捨てずに指導してもらえた」「教育指導やパンフレットのアドバイス、リハーサルと、時間をかけて熱心に指導してもらった」などで、学生の感謝の気持ちがやる気を高揚させたと思われます。

成長感・やる気を引き出す指導方法

　多くの学生があげていた指導方法の上位3項目は、順に「わかりやすい指導」「考えを導く」「学びの機会を提供」でした。

1　わかりやすい指導

　「わかりやすい指導」の内容は「疾患について理解が足りない部分を教えてもらえた」「解剖の図を書いて具体的な指導をしてもらえて、症状とつながった」「自分で調べてわからなかったことを、参考書を持ってきて、わかりやすく説明してくれた」などでした。これらは、受け持ち患者の病気や実習記録、実際の援助場面などで学生にしっかり向き合ってもらえ、わかりやすい指導を受けたことで、理解が深まり、やる気につながったようです。具体的な図やデータを用いて指導することは効果的であると思います。

表 **5** …看護教員の学生指導のコツ

<**実習前ガイダンス**>講義などでは互いに顔見知りであるが、ゆっくり話したことはないという関係のとき
①つねに笑顔で声の調子もやさしくソフトにし、学生の緊張や不安を減少させ、この先生とはうまくやれそうだという印象を与える。権威的、威圧的な態度をしない。
②課題や実習は難しくない、わかっていくという楽しい部分が多いことを印象づける。
　→具体的な方法やゴールのヒント、看護師に近づける、専門家としての判断力を磨く、前の学習や実習との関連、4年間のどういう位置に現在があるかなどの話をし、「さぼらなければ誰でも達成できる」そうなりたいという気持ちを刺激する。
③いつまでに何を準備するか、課題提出日など、学生が個々に計画しやすいように指示し、学生の希望を取り入れ、約束をするという感じで決める。しかし、一度に多重課題を出さない。
　→ウンザリするので、必要な時期を考える。
　→学費やこづかいのためにアルバイトをしなければならない学生がいることを考慮し、日程は全員の合意を得るように注意する。必要以上に学生を拘束しない。
④実習に主体性をもたせるために、自分なりの実習の目的を立案させる。

<**実習中**>
①実習開始後 3 日間は学生にやさしく、保護的でともに学ぶという態度で接する。
②初日に学生のコミュニケーション能力の程度を観察し、情報収集に支障があるかを判断し、対応する。
　→全員観察できないときは病棟の臨地実習指導者と協働する。
③学生と病棟の指導者との関係が円滑にできるように配慮し、学生が教員よりも指導者に多くかかわるように仕向ける。
④つねに病棟の臨地実習指導者との打ち合わせや相談を行う（いっしょに考える雰囲気で）。
⑤学生が自分の考えを言語化できるように仕向ける。
⑥いろいろな場面や状況における学生の「アセスメント能力」に注目する。
　→問い）そのときのあなたのアセスメントは？　どのようにアセスメントしたのか？
⑦ケアの準備から後片づけまでをきちんと行えているかを確認する。
⑧学生が自分の意見を言いやすいような仕掛けや雰囲気づくりをし、どのような意見も肯定的に受け入れる（活気ある雰囲気づくり）。
⑨予測できる学生の不安や失敗を未然に防ぐ手立てを考え、対応する。
　→実習記録をあらかじめ 1 枚書かせ、理解できているかを確認し、翌日からの記録の質を高めるようにする。病態の理解を途中までかかわる。
　→学生が行うどの技術が危険性が高いか、リスクを伴うかをチェックし、自分がどこでどの技術をみるかを決める。
⑩実習開始 1 週間はグループの学生全員に精力的にかかわり、基本的なこと、行動の仕方、学習の仕方などのアドバイスをし、次の週から自律させる。
　→ 1 週間は計画的な細かい行動が必要でエネルギーを要するが、次週から指導が楽になる。
⑪実習時間を延長しないように全体に伝えること、個別指導などの時間やスケジュールに注意する（遠方から通う学生あり）。

<**実習終了後**>
①学生の実習への満足度と課題の把握をする。

❷ 考えを導く

　「考えを導く」の内容は「考えが足りないときに、気づけるように答えを誘導してもらえた」「指導者といっしょに 1 週間の振り返りをし、考え方の整理ができた」「なぜそれが問題か、なぜその観察をするのかを質問されて、自分の考えがはっきりした」などで、学生が自ら考え判断できるように、判断の根拠をたずねたり、気づきのヒントを与えるなどのかかわりを受けたことが学生の自己成長感や意欲に結びついたことがわかります。

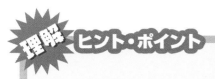

理由や根拠を問うだけでは学ばない

「なぜ?」「どうして?」と理由や根拠を問うことだけが考えを導くことではありません。学生は「なぜ?」「どうして?」を多用されると萎縮してしまい、心を閉ざすこともあります。

共感

他者の感じていることを自分自身も同じように感じ理解すること。相手の立場や気持ちになって考えることで可能になる。

受容

相手を評価したりせず、ありのままに受け入れること。受容と共感のスキルは相手に安心感と満足を与え、信頼関係を築くのに重要なスキルである。

③ 学びの機会を提供

「学びの機会を提供」の内容は「コミュニケーションの見本を見せてもらい、共感や受容の実際を示してもらえた」「何でも経験しないとできないからと、経験できそうなことを探してくれた」「医師に臨床講義をお願いしてもらえ、受け持ち患者さんの治療方針がわかった」などでした。これらからは無資格の学生が多くの経験をすることの難しさのなかで、臨地実習指導者が学生のために努力してくれていることを知り、がんばる意欲が湧いてきたことがうかがえます。学生はこのような配慮をしてくれる臨地実習指導者の期待にそうように努力しようと思うはずです。

④ 実習環境の調整

「実習環境の調整」の内容は「病棟の医師や薬剤師さんに実習生を紹介してもらえ、実習しやすかった」「臨地実習指導者が先生と相談しながら技術経験などを決めていたので安心した」「カンファレンスの部屋があいていないときに、医師に実習生の存在を伝えてくれた」などでした。これらは実習が円滑に進むよう、臨地実習指導者がつねに気をつかい、タイミングよく調整をしてもらえることが、学生のやる気につながったと思います。

⑤ フィードバック・学生のレディネスの把握

「フィードバック・学生のレディネスの把握」の内容は「質問されることで、自分が理解できていないことがわかり、勉強しようと思った」「できたこと、できなかったことの的確な指導をしてもらった」です。これらは学生の形成的評価をしながら指導していることによって、学生は自分の成長度や不足部分がわかり、意欲につながっているようです。

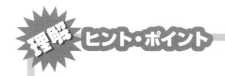

指導方法の探索がやりがいにつながる

　以上、最近の調査結果の概要を紹介しながら、その意味を考えてみました。臨地はつねに流動的であり、医療・看護の場の中心は学生ではなく、患者にあります。したがって、計画どおり実習が進むとはかぎりません。

　しかし、そのなかでも臨地実習指導者は学習の場を保証し、意図的・計画的に学生にかかわることで、学生のもつ能力を引き出し、伸ばしていけるよう努力することが重要です。学習者の生の声に耳を傾け、自分なりの効果的な指導方法を探索することが指導者としてのやりがいにつながると信じています。

引用・参考文献

1) 国際看護師協会. ICN 看護師の倫理綱領（2021 年版）.
2) 公益社団法人日本看護協会. 看護職の倫理綱領. 2021.
3) バイステック・FP. ケースワークの原則：援助関係を形成する技法. 尾崎新ほか訳. 東京, 誠信書房, 1996, 237.
4) アルバート・バンデューラ編. 激動社会の中の自己効力. 本明寛ほか訳. 東京, 金子書房, 1997, 9.
5) 奥山美奈. 新人・若手・学生やる気と本気の育て方. 愛知, 日総研出版, 2010, 97.
6) 奥山美奈. 新人・若手・学生やる気と本気の育て方. 愛知, 日総研出版, 2010, 117.
7) 吉田 新一郎. 「学び」で組織は成長する. 東京, 光文社新書. 2006. 205.
8) 林伸二. 第一印象の形成. 青山経営論集 / 青山学院大学経営学会編, 40（4）, 2006, 58.
9) 奥山美奈. 新人・若手・学生やる気と本気の育て方. 愛知, 日総研出版, 2010, 120.
10) 文部科学省. 通常の学級に在籍する発達障害の可能性のある特別な教育的支援を必要とする児童生徒に関する全国実態調査. 2012, 11-14.
11) 谷原弘之. 今どきナースの困った言動. 愛知, 日総研出版, 2018, 26.
12) 電通. 「電通ダイバーシティ・ラボが「LGBT 調査 2020」を実施」. 電通ウェブサイト , https://www.dentsu.co.jp/news/release/2021/0408-010364.html（2022 年 9 月 29 日閲覧）
13) 文部科学省 , 2016, 「性同一性障害や性的指向・性自認に係る、児童生徒に対するきめ細かな対応等の実施について（教職員向け）」. 文部科学省ウェブサイト ,
https://www.mext.go.jp/b_menu/houdou/28/04/__icsFiles/afieldfile/2016/04/01/1369211_01.pdf （2022 年 9 月 29 日閲覧）

第 7 章

臨地実習における危機管理

この章のねらい

　近年の医療現場では、平均在院日数の短縮や患者の重症化、医療・看護内容の高度化から看護職者は多忙を極め、残念ながらインシデント・医療事故が起こっています。看護学臨地実習は、現場をフィールドとした授業であるため、少なからず影響があることは否めません。学生が患者を受け持つことで、患者の安全が脅かされ、患者に提供される看護の質が保証されないことがあってはなりません。しかし、臨地実習を行う学生は、看護学の知識・技術・態度を修得する過程にあり、インシデントや医療事故を学生個人の能力によって防止することには限界があります。実習中の医療事故を防止する責任は、学生とともに、臨地実習指導者や看護教員にもあります。

　この章では、臨地実習における危機管理として、医療事故の対策、昨今、問題になっているインターネットの利活用に伴う情報管理の方法、さらに暴力やハラスメントの予防と対処、パンデミック期における臨地実習についてまとめました。臨地実習指導における危機管理のヒントになれば幸いです。

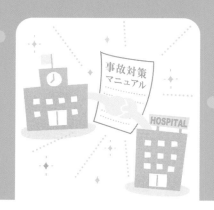

1 臨地実習における医療事故

事故は複雑な要因がからんで発生する

アクシデント

防止可能なものか、過失によるものかにかかわらず、医療に関わる場所で、医療の過程において、不適切な医療行為（必要な医療行為がなされなかった場合を含む）が、結果として患者へ意図しない傷害を生じ、その経過が一定程度以上の影響を与えた事象をいう[1]。

臨地実習中の事故とは、実習中における学生自身の外傷、針刺し、細菌・ウイルス感染をした場合の自己傷害、患者等への身体・心理的損傷、学生が関与した物品・患者の私物・施設備品等の破損をいいます。看護師として知識・技術・態度を身につけるには、臨地実習は必要不可欠な授業です。第3章でも述べたように、看護師等の資格を有しない学生の看護行為も、その目的・手段・方法が社会通念からみて相当であり、看護師等が行う看護行為と同程度の安全性が確保される範囲内であれば、違法性はないとされています。しかし、いくら指導体制を整え、比較的身体侵襲が低く、汎用性の高い技術を選定して学生に実施させても、一定頻度での医療事故の発生は避けられないのが現状です。

患者に健康被害を生じさせた、患者の個人情報を漏洩した、物品を壊したなど、様々な事故の発生があります。また、その事故の発生の原因も決して学生の未熟さだけでなく、実習環境など複雑な要因がからんでいることが多いものです。臨地実習指導者や看護教員は、事故の状況を詳細に把握し、速やかに適切な対応ができるように、日ごろから医療事故対策マニュアルを学校と施設で共有しておくことが重要です。

事故報告書で事故を振り返る

事故発生直後には学生はパニックになり、事故の状況を説明できないことが多いものです。学生が落ち着いて状況説明ができるようになったら、事故報告書を書かせることで、事故の状況を分析させ、不足なところは指導をします。決して、臨地実習指導者や看護教員は学生を叱ったり、責めたり、看護師に向いていないなど、学生の将来を閉ざすような関わりをしてはいけません。学生が適切に事故の振り返りができ、二度と事故を起こさないための対策がしっかり考察できているかを指導することが重要であり、受容的態度での関わりが求

インシデント（ヒヤリ・ハット）

日常診療の現場で、"ヒヤリ"としたり、"ハッ"としたりした経験を有する事例を指し、実際には患者へ傷害を及ぼすことはほとんどなかったが、医療有害事象へ発展する可能性を有していた潜在的事例をいう[1]。

民事責任

故意や過失、悪しき結果の発生、両者間の相当因果関係の3つの要件を満たした場合は、学生でも民法709条の不正行為責任として損害賠償義務を負担する。またこれとは別に学生・使用者・看護教員・臨地実習指導者などは、発生した全損害につき、連帯して賠償する責任（不信性連帯債務）を負う[2]。

刑事責任

誤って物品を破損した場合には刑事責任は発生しない。しかし、不適切な介助による転倒などによって患者等に健康被害が発生した場合は、学生も業務上過失致死傷として責任を問われる可能性もある。事故が指導・監督体制の不備に基づくものであれば、指導監督者も刑事責任の対象となり得る[2]。

行政責任

学生は免許がないので行政処分の対象にはならない。しかし、保助看法9条に定める相対的欠格事由（犯罪又は不正の行為など）に該当した場合は、国家試験に合格しても看護師免許を取得できない可能性がある[2]。

められます。もちろん、被害を受けた患者等に対しての、正直で誠実な謝罪や対応のあり方を教えていくことは言うまでもありません。

　事故報告書には、①事故発生時間と発生場所、②事故の概要（いつ・だれが・だれに・どのようなことを・どのような方法で・その結果どうなったかという事実を詳細に記載する）、③患者・家族への影響、④事故発生後の報告（いつ・だれが・だれに・どのようなことを報告したか）、⑤対処方法（事故発生直後にどのような対処が行われたのか）、⑥事故の原因（判断・予測・観察・行為の誤りあるいは不足状況を分析する）、⑦事故によってもたらされた不利益（何に対してどのような不利益が生じたか，生じる可能性があるか。患者・家族・病院・職員・学生自身などに関して記載する）、⑧事故防止のための今後の対策、を記載させて指導をしていきます。最初、ほとんどの学生は事故報告書を上手くまとめることができません。一つひとつ、丁寧に記載することで頭の整理をしていきます。どうしてこのようなことになったのかを十分に振り返って内省し、今後、同じ過ちを繰り返さないためにはどうするのかを明確にさせましょう。臨地実習指導者や看護教員も指導内容（事故への対処方法、施設内の指導に関する調整内容、学生への指導内容など）を振り返り、施設と学校で共有しましょう。事故事例については、学生当事者に配慮したうえで、カンファレンス等を活用して、教材としてグループで共有学習するのも学生の振り返りに役立ちます。カンファレンスが終わった後は、「勇気を出して事例提供をしてくれてありがとう」等、学生をねぎらうことを忘れないようにしましょう。

　また、看護師という専門職を目指す学生には、事故に伴う法的責任も含めて理解させておくことが必要です。実習時期にもよりますが、通常、学生は看護管理や看護倫理等の授業で学習しています。臨地実習で行う普段の事故防止の指導にあたっては、学生が起こしやすい事故事例を臨地実習連絡会議などで、施設と学校が共有し、実習グループのオリエンテーションやケア開始前等に注意喚起をしていくことが必要です。

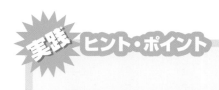

学生の事故事例

　学生は通常、指導者の監督のもと、ケアを実施していることが多いと思います。実習環境が整っていれば、直接ケアにおけるアクシデントは多くありません。学生が個人で行動する場合の事故には特に留意する必要があります。

①患者の皮膚の損傷をさせた例：手浴後の爪切りを実施した際、足の親指を深爪し皮膚を傷つけ出血させてしまった。すぐに止血し痛みも消失し患者に謝罪した。巻き爪の高齢者の爪切りは学生にとっては慣れていないので実施には注意が必要である。

②学生による単独実施例：右片麻痺の受持ち患者をトイレで排泄させようとベッドから車椅子に学生が単独で移乗させ、その際、右下腿部に軽い擦過傷を生じさせてしまった。学生は、移乗させる前に指導者を探したが見当たらなかったため単独で実施した。学生は、トイレで排泄させるという目的に注視してしまい、移乗に転倒リスクを伴うことを認識できなかった。

③報告が遅れた例：学生は実習1週目の金曜日の実習終了時、体温が37.7℃であったが、教員に報告をしなかった。週末も37℃台の発熱が続いていたため、日曜日の夕方にはじめて教員に電話で状況を報告をした。月曜日に受診し、検査結果が出るまで、同じグループの学生も臨地実習が中止となった。

④個人情報漏洩に関する例：学生は自宅で実習中に記録したメモ帳が見当たらないことに気付き、翌朝、教員と指導者に報告した。病棟をあげてロッカールームなどを探した結果、午後になってナースステーション内の棚の隙間から発見された。その間、学生の家族に自宅を徹底的に確認してもらったり、病院受付や最寄り駅などにも問い合わせをしていた。メモ帳には、大学のルールに反して受け持ち患者の氏名の記載があった。その後、この施設では、学生のメモ帳の使用が禁止された。

⑤実習施設貸与物の破損例：実習初日の更衣時、肘がロッカー付属の鏡に触れ、落下して破損した。

⑥個人の私物の管理：訪問看護同行中の2件目でマスクと手袋を入れていた袋がないことに気付いた。車の中を探したが見当たらず、2件目の訪問終了後に、1件目の利用者宅に戻り居室で袋を発見した。

　上記の例の他、学生は水面下でヒヤリ・ハットの経験もしています。筆者は、毎年、臨地実習終了後の無記名アンケート調査で、ヒヤリ・ハット体験を尋ねています。その年によって結果は違いますが、20〜40%の学生がヒヤリ・ハットを経験したと答えています。内容は、声掛け不足、観察不足、礼儀不足、移動・移乗介助時の転倒・転落の危険性、体位変換時の外傷の危険性、外傷・熱傷の危険性、患者の名前の確認不足、忘れ物・落とし物をしそうになったというものです。ヒヤリ・ハット報告書を書く意味は、学生に伝えてはいますが、残念ながら、筆者の経験ではいまだ提出されたことはありません。ヒヤリ・ハット体験後の学生の対処としては、教員・指導者に報告した、実習メンバーに話したなどが主ですが、中にはわずかですが報告していない学生もいました。施設のようにコンピューターで簡単に報告できるようなシステムづくりも必要かと考えています。

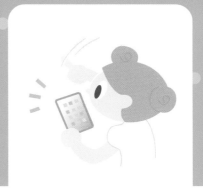

2 臨地実習における情報管理

個人情報に関わるトラブルが増えている

近年、インターネットが普及し、知りたい情報をすぐに得ることができるようになった反面、個人情報の漏洩に関するトラブルが増えています。わが国では、個人情報を適切に取り扱い、個人の権利を守るため、2022年4月に「個人情報の保護に関する法律(個人情報保護法)」が改正され、2003年の制定当初には想定されていなかったパーソナルデータの様々な利活用に対し、罰則が強化されました。また、看護職は個人情報以外にも、公開されることを望まない私的なプライバシーに関連した情報を得ることも多いため、保健師助産師看護師法においても、「看護職は業務上知り得た人の秘密を漏らしてはならない(第42条の2)」によって、業務上知り得た人の秘密を保持しなければならないことが罰則とともに定められています。

2020年3月30日、大学における看護系人材養成の在り方に関する検討会の第2次報告として「看護学実習ガイドライン」[3]がまとまりました。その中の「個人情報及びプライバシーの保護」に関する記載では、学校と施設の責務が示され、ソーシャルネットワーキングサービスへの書き込みの禁止等、学生、指導者、教員の情報モラルが問われています。

施設の責任として受け持ち患者に対し、患者から取得した情報を、看護学生が利用することを丁寧に説明し、文書で同意を得ておくことが望ましいといえます。その前提には、学生が患者の個人情報を保護し、プライバシー権を侵害することのないような情報管理方法が重要です。

学生が情報管理を適切に行うためには少なくとも以下の指導が必要になります。施設や病棟の特性に応じて、オリエンテーションマニュアルを作成しておきましょう。

❶ 守秘義務について

・実習中に知り得た情報(患者の状態、家族の様子、施設内で見聞きしたこと、

プライバシー権

憲法13条（幸福追求権）が根拠となり、「私生活をみだりに公開されない法的保障ないし権利」と定義され、私生活上の事実や事実として受け止められるおそれのある、一般人の感受性を基準にして公開を欲しないであろう情報、一般の人々に未だ知られていない情報のこと。

等）は第三者（家族にも）に漏らしてはならない。

・上記の情報を Web 上などに書いてはならない。

・立ち上がったままの電子カルテをそのまま閲覧してはならない。

・カルテや印刷したカルテ情報を施設外（カルテの保管してある場所以外）に持ち出してはならない。

・不必要（不正）にコピーをしてはならない。写真にも撮らない。

・不特定多数の人がいるところで、実習での出来事を話してはならない（食堂、通学途中等）。

② 記録物の取り扱いについて

・患者の情報を実習記録およびメモ帳に書く場合は、個人が特定できないように記載する（メモ帳の記載内容は、毎日、学生間でチェックさせ、時に教員がチェックをすることも必要）。

・メモ帳の携行の際には、コイル式の紐などでつなぎ留め、紛失を防ぐ対策を講じる。

・実習記録の記載は、施設、学校、自宅で行い、飲食店などで行ってはならない。

・施設内でも不特定多数の人が入り込める場所に実習記録を放置してはならない。

・通学中も実習記録には厳重に注意を払い、放置してはならない。

③ 持ち物の管理について

・「持ち物チェックリスト（看護過程記録、メモ帳、施設から貸与された ID カードなどの個人情報漏洩に繋がる持ち物一覧表）」に従い、病棟に出向く前、昼休憩時、実習終了時は学生間でチェックをする。帰宅直後も持ち物を確認し、万が一、紛失に気づいたら、すぐに看護教員に連絡をする。

3
暴力やハラスメントの予防と対処

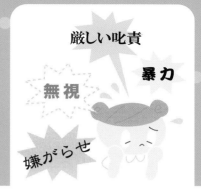

厳しい叱責

暴力

無視

嫌がらせ

ハラスメントのリスクを押さえる

　学生は、臨地実習中は、実習指導を受ける立場であり、患者を受け持たせていただいている立場でもあるため、実習では弱い立場にあります。そのため暴力やハラスメントの被害者となるリスクが高いことを臨地実習指導者や看護教員は心に留めておかなければなりません。暴力やハラスメントを受けていないか、反対に暴力やハラスメントを誘発する行為をしていないか等、注意深く見守る必要があります。また、被害にあった際には、迅速かつ適切に対処し、学生を守るとともに学習への支障が生じない環境を調整しなければなりません。

　受け持ち患者の選定においては、暴力やハラスメントなどが発生する可能性が考えられる患者の受け持ちを控えるようにします。受け持ち患者としてその判断が難しいような場合は、指導者と看護教員とで協議し、学生が単独で患者と関わらないようにするなどの配慮も検討しましょう。

　学生には言動に留意し、身だしなみを整えて実習に臨ませます。暴力やハラスメントの被害にあった場合は、その場で、明確に嫌だという意思を相手に示し、すぐにその場を離れて指導者、教員、スタッフに助けを求めるように伝えます。学生の中には、その場から離れることはいけないことだと思っています。また、被害にあったことで自分を責める学生もいますので、自分を責める必要はないことも伝えましょう。

　学生のメンタル面への対応は看護教員が責任をもって行います。患者等への対応、主治医への報告等は施設が行います。その経過に関する情報を施設と学校が共有して、今後、同様の事例が起こらないように対処していくことが肝要です。

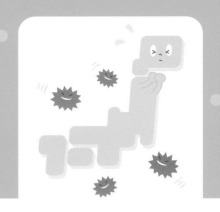

4 パンデミック期における臨地実習

パンデミックは恒久的なリスクに

事務連絡等

文部科学省・厚生労働省等は令和2年2月28日付の事務連絡の後、令和2年6月1日付、令和3年5月14日付、令和3年6月10日付、令和4年4月14日付でも同様の事務連絡を発出している。

現代は交通機関や運送手段の発達、人口の増加、都市への人口集中などでパンデミックが起きやすい状況です。人類はこれまでも多数の犠牲を出しつつパンデミックと戦ってきました。現在、新型コロナウイルス（COVID-19）感染症に関して事態は軽視できませんが、今後も新たな感染症によるパンデミックが発生する恐れは否定できません。パンデミックは私たち人類にとって、恒久的なリスクとして考え続けねばならない問題といえるでしょう。

パンデミックにより様々な行動について制限される事態となり、看護教育にも大きな影響がありました。2020年より世界規模で流行した新型コロナウイルス感染症がもたらした臨地実習への影響は、「第5章　新型コロナウイルス感染症と臨地実習」を参照してください。新型コロナウイルス感染症の流行により、臨地実習施設では感染者や感染リスクへの対応から学生の受け入れが困難となり、学生は臨地での経験ができない状態が続きました。一方、緊急事態宣言の発出・解除や、新しい生活様式の推奨を経て感染予防行動が強く求められる中、学生も臨地実習に赴くことに不安や戸惑いを感じながら、臨地で学べることに期待を持って実習に向かっていく様子がうかがわれました。

2020年2月28日付で、文部科学省・厚生労働省等から「新型コロナウイルス感染症の発生に伴う医療関係職種等の各学校、養成所および養成施設等の対応について」という事務連絡が発出されています。それによると、学校は実習施設の受け入れの中止等により、実習施設の変更承認申請をする場合、その時期については弾力的に取り扱って差し支えないこと、実習施設等の代替が困難である場合、実状をふまえ実習に代えて演習または学内実習等を実施することにより、必要な知識および技能を修得しても差し支えないこと等の連絡がありました。また、2021年6月10日付の「新型コロナウイルス感染症の発生に伴う医療関係職種等の養成所等の実習施設への周知事項等について（周知）」では、実習施設になりうる医療機関、訪問看護ステーション、介護施設、福祉施設、

保健所はワクチン接種や PCR 検査などを実習受け入れの必須条件にしないように周知しています。

学校は文部科学省・厚生労働省等の事務連絡に基づき、学生の国家試験受験資格を保証するために、施設の実習受け入れ状況を鑑み、指定規則を遵守しながら様々な対応を検討し、実施しています。学校としては少しでも臨地を経験させたい、施設側も何とか学生を受け入れて後輩育成に役立ちたい、そして臨地を経験した卒業生を迎え入れたいとの思いから、互いに連携を図りながら様々な工夫をして、可能な限り学生の臨地実習を受け入れている現状があります。

学生は、パンデミックの時期であっても看護師が現場の最前線で働く姿を通して、感染予防対策の重要性を肌で感じ、職業観を形成していきます。アンケート調査で「感染のリスクを承知で自分たちを受け入れて下さった施設の方に対し、看護師になって医療を提供していくという形で恩返ししたい」という学生のコメントがあり、それを実習連絡会議に参加していた指導者に紹介したところ、指導者は「涙がでるくらい感動した」と言われました。施設もギリギリの状況で学生を受け入れていることがよくわかったエピソードでした。

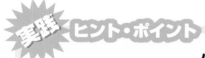

パンデミック期の臨地実習における対応例

緊急事態宣言の発出や感染者数、施設の医療体制など様々な要因によって学生受け入れの対応は異なってきます。重要なのは、学校も施設も「臨地実習に関する基本的な考え方」を明文化し、双方で擦り合わせていくことです。

筆者の大学でも、何度も「臨地実習に関する基本的な考え方」を検討し、その都度、施設や学生、保護者に通知しています。2022 年 4 月の方針として、『①臨地実習施設からの実習受け入れ中止の連絡がない限り予定どおり臨地実習を行う。②臨地実習施設から実習中止等の指示があれば直ちに臨地実習は中止する。③現行の臨地実習の期間及び実習内容等について変更等が生じた場合は、実習目的・実習目標が達成できるよう実習施設と連携を図り、十分な教育体制を整える。④臨地実習期間中および実習時間中、学生に 37.5℃以上の発熱等の症状がみられた場合、当該学生の実習をすみやかに中止とし、医療機関の受診、PCR 検査などを受けさせ、PCR 検査等の陰性を確認後、実習再開の可否、実習再開時期については、実習施設と協議の上決定する。⑤実習に出す学生の健康管理は、臨地実習開始前 2 週間と臨地実習中に本学作成の「健康管理チェック表」及び「臨地実習にむけての行動歴調査票」の記録に基づき、臨地実習の可否を判断する』等です。施設へは、新型コロナウイルス感染症の患者が入院されていない病棟での実習配置をお願いしています。

一方、施設も学生受け入れにあたって、個々で条件を決めています。37.0℃以上の熱のある学生の実習停止や 1日に 3 回の検温の実施と報告、通常の学生控室に加え会議室などを学生控室として開放し三密を回避する、カンファレンス時の広い部屋の確保、実習時間の短縮などです。また、ケアの実施では、直接ケアを禁止し、ケア時は 1～2m 離れて見学する、マスクの上にフェイスシールドを着用する、マスクのできない患者や小児に対応するときは N95 マスクを着用する、ベッドサイドで話す時間は 15 分以内にする、など施設ごとで条件は異なりますが、施設の意向を受けて学校も対応しています。もちろん、個人防護具を適切に装着することで、実習時間も直接ケアも通常どおりに実施させる施設もあります。

引用・参考文献 ....

1）独立行政法人地域医療機能推進機構. 医療安全管理指針. 2014, 2.
2）荒川眞知子, 他監修. 看護学実習指導ハンドブック. 東京, 一般社団法人日本看護学校協議会共済会, 2021, 215-6.
3）大学における看護系人材養成の在り方に関する検討会. 大学における看護系人材養成の在り方に関する検討会（第二次報告）看護学実習ガイドライン. 2020, 7.
4）荒川眞知子, 他監修. 看護学実習指導ハンドブック. 東京, 一般社団法人日本看護学校協議会共済会, 2021, 217.

第 8 章

臨地実習指導ワークシート

この章のねらい

この章には実習指導に活用可能なシートが綴じてあります。実習指導案、実習の準備、評価計画など、多忙な業務のなかでの実習指導のサポート資料として役立つことを期待しています。また、ワークシートの様式は多忙な勤務のなかでの指導に便利なように、シンプルな様式にしてあります。みなさんが使いやすいようにアレンジや加筆をして活用してください。

学校・対象者	
実習名 実習期間、実習時間	
実習病棟	
本実習の位置づけ	

実習の考察	

〈教材観〉

〈学生観〉

〈指導観〉

週単位の指導計画

	指導目標（学習目標）	実習内容（学習内容）	指導方法・留意点
週 目			
週 目			

指導日：実習第　週目　　日目（　）

本日の指導目標

時間	行動計画	指導方法・留意点	評価の視点

学校・対象者	
実習名	
実習期間、実習時間	
学生の背景 （学年、既習学習等）	
実習方法と 実習のおもな目標	

実習指導計画の概要 （教員と事前に打ち合わせをして共通認識をもっておく）	
その他 受け持ち患者以外でも経験させたい技術項目	

学校・対象者	
実習名	
実習期間	
評価の方法	

評価事項	評価のための情報	評価場面
事前評価 （診断的評価）		
患者の理解		
アセスメント		

計画立案		
実施・評価		
実習態度		

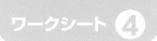

臨地実習評価用情報記録（個人別）

学校名：＿＿＿＿＿＿＿　学生氏名：＿＿＿＿＿＿＿

	実習前半	実習後半
看護過程 （アセスメント） （看護計画）		
看護実践 （看護技術）		

学校名：＿＿＿＿＿＿＿＿＿＿＿　学生番号：＿＿＿＿＿＿＿＿＿＿　学生氏名：＿＿＿＿＿＿＿

実習日	
実習目標	
看護問題の優先順位	

時間	計　画	実施にあたっての留意事項
9:00		
10:00		
12:00		
14:00		
15:30		
16:00		

一日の振り返り	
臨地実習指導者の助言	サイン：＿＿＿＿＿＿

ワークシート ⑥　受け持ち患者候補者リスト

病棟実習期間　平成　　　年　　　月　　　日（　　）～平成　　　年　　　月　　　日（　　）

病院　　　　　　　病棟

	年齢・性別 疾患名	治療方針	健康の段階・現在の状態	受け持ち期間中に必要となる おもな看護援助・治療処置	学習目標	特記事項
例	58歳 男（女） 脳梗塞、高血圧	薬物療法 （輸液療法、内服薬） リハビリ（○月○日より開始）	入院○月○日 リハビリ期 （拘縮予防、立位訓練中） 左半身麻痺、理解力良好	車椅子移乗介助、 清潔、食事、排泄介助、 仙骨部褥瘡処置・・・・・・	生活行動障害のアセスメントができる ADL 拡大ができる 合併症予防への援助ができる 発達課題に及ぼす影響の理解ができる	自営業 （クリーニング）
1	歳 男 ・ 女					
2	歳 男 ・ 女					
3	歳 男 ・ 女					
4	歳 男 ・ 女					
5	歳 男 ・ 女					

＊　　　月　　　日（　　）に情報提供をお願いいたします。　　　　　　担当教員：

(H.A. Format-10)

看護学臨地実習説明書

＿＿＿＿＿＿＿＿＿＿＿＿＿＿＿＿＿＿が、看護実践の能力を身につけるために、看護師および看護教員の指導のもと、受け持ちとして日常生活の援助および診療の補助等の看護援助をさせていただきたく存じます。

　なお、学生の臨地実習は以下の基本的な考え方で臨むことにしております。看護教育の必要性をご理解いただき、ご協力をお願いいたします。

記

1. 学生氏名：
2. 受持期間：　　　　年　　月　　日 ～ 　　　　年　　月　　日
3. 実習場所：　　　　　　　病院　　　　　　　　病棟

①学生が受け持つことに同意していただかなくても、不利益を受けることはありません。
②同意していただいたあとも、いつでも撤回することができます。
③撤回された場合においても、不利益を受けることはありません。
④学生が看護援助を行う場合、事前にわかりやすい説明を行い、安全性を最優先します。
⑤臨地実習をとおして知り得た情報は、他者に洩らすことがないよう保護いたします。
⑥臨地実習に関するご意見やご質問は、いつでも看護師や看護教員におたずねください。

　　　　　　　　　　　　　　　　　　　　　　　　　　　　年　　　　月　　　　日

　　　　　　説明者：臨地実習指導者　　　氏名
　　　　　　　　　　看護学校教員　　　　氏名

- -

看護学臨地実習同意書

　私は、＿＿＿＿＿＿＿＿＿＿＿＿＿＿＿の学生の看護学臨地実習について、別紙のとおり説明を受けて納得しました。
＿＿＿＿＿＿＿＿＿＿＿＿＿の学生＿＿＿＿＿＿＿＿＿＿＿＿＿が、私の受け持ちとなり、看護師・看護教員の指導のもとで看護援助を行うことについて、同意いたします。

　　　　　　　　　　　　　　　　　　　　　　　　　　　　年　　　　月　　　　日

　　　　　　　　　患者氏名：
　　　　　　　代理同意人氏名：　　　　　　　　　　　　続柄：

（　　　　　）病棟

技術項目	該 当 患 者		
	1週	2週	3週
検査予定			

※ 72 ページ表 3 を参考に経験可能な看護技術をリストアップする

（H.A. Format-12）

**実習開始までの準備と調整の
チェックリスト**

<病棟環境>
☐ 実習2～3日前までに、＿＿＿＿＿大学・看護学校の実習があることを病棟の看護師にアナウンスし、協力を依頼する。

☐ 実習目標に照らして受け持ち患者の候補をリストアップし、看護教員と相談する。

☐ ある程度、患者が選定できたら、患者・家族に、学生が受け持つことへの内諾を得る。

☐ 主治医にも学生が受け持つことを伝え、臨床講義の依頼をする。

☐ 学生がよく使用する看護用品の点検を行う。破損や数の不足はないか確認し、必要時、補充する。

☐ 学生の荷物置き場、記録場所など、学生のスペースを確保する。

☐ 学生カンファレンスを行う部屋が病棟にない場合、使用できる部屋を予約しておく。

☐ 臨地実習指導者が委員会などでやむをえず、病棟を離れる場合、代替の指導者をあらかじめ選出しておく。

☐ 実習期間中に病棟で行われる予定のおもな検査、入院患者に行われている治療処置などを把握しておく。

<臨地実習指導者としての準備>
☐ 実習の概要がわかる関連書類の準備と内容の把握

☐ 学生オリエンテーション資料（病棟で作成しているもの）

☐ 指導の経過記録

☐ 学生向けのわかりやすい文献・資料の準備

(H.A. Format-13)

実習記録の所見のポイント

☐ 実習計画の何に重点をおいているのか
☐ 実習内容に誤りがないか
☐ 自己評価は妥当か
☐ 記録方法は適切か
☐ 実習態度はどうだったか
☐ 成長が感じられるか
☐ 期待することや強化したい点はあるか

(H.A. Format-14)

学籍番号（　　　　　　　） 学生氏名（　　　　　　　　　　）

指導内容：	実施予定日　　月　　日

対象者：　患者　　家族（　　　　　）　その他（　　　　　　）

指導目標（期待される結果）

今日の指導目標

指導に必要な対象の情報
1）対象の特性

2）対象の学習準備状況（レディネス）

3）学習ニーズ

4）対象に必要な学習内容

5）指導に関する看護問題

指導場所（　　　　　　　　　　　　）指導時間（　　　　　　　　　　　　）
指導用具：
指導物品：

学籍番号（　　　　　　　）学生氏名（　　　　　　　　　　　）

指導項目（時間）	指導内容・方法	指導上の留意点

学籍番号 （　　　　　　　　　　） 学生氏名 （　　　　　　　　　　）

教育活動を実施した評価（箇条書きにする）

＜指導内容は適切か＞

☐ 指導目標は明確か

☐ 対象者のレディネスを考慮しているか

☐ 対象者の学習ニーズを考慮しているか

☐ 対象者の発達課題を考慮しているか

☐ 対象者の生活背景を考慮しているか

☐ 教材は役立つものであったか

＜指導方法は適切か＞

☐ 教え方はわかりやすかったか

☐ やる気を高める行動や思考への働きかけをしていたか

☐ 適切な時間であったか

☐ 教える速度は適切だったか

☐ 声の調子や指導する態度はよかったか

＜患者・家族の満足は得られたか＞

☐ 患者の満足度は高かったか

☐ 家族の満足度は高かったか

(H.A. Format-18)

ワークシート ⑬　**カンファレンスの評価の視点**

☐ 討議によって知識の統合ができていたか

☐ 討議のなかで体験を意味づけることができていたか

☐ 討議からある程度の結論が得られていたか

☐ 討議にさまざまな視点から意見を出していたか

☐ カンファレンスの内容は満足のできるものであったか

☐ カンファレンスの導入、展開、まとめがスムーズにできていたか

☐ カンファレンスに必要な資料の準備ができていたか

☐ カンファレンスにおける各自の役割を果たしていたか

(H.A. Format-19)

【　　】G　　　　　　　　　　　　　　　　実習場所：　　　　　病院　　　病棟

開催日時	年　　月　　日（　）　：　～　：		
場所			
司会		タイムキーパー	
参加者 （指導者含む）			
テーマ			
テーマとした理由			

運営方法 （タイムテーブル含む）	時間	内容	

準備 （事前学習や資料）	事前学習 必要な資料

(H.A. Format-20)

ワークシート ⑮ 質問レベルを変える視点

＜現象思考＞
- [ ] 具体的な事実や状態の観察力
- [ ] データの観察力
- [ ] 原因の探索
- [ ] 誘因の探索

＜関連思考＞
- [ ] 症状とデータの関連
- [ ] 治療の効果と患者の経過の関連
- [ ] 呼吸と循環の関連
- [ ] 食事と排泄の関連
- [ ] 体位と呼吸の関連

＜比較思考＞
- [ ] 入院時と現在の比較
- [ ] 術前・術後の比較
- [ ] 治療前後の比較

(H.A. Format-21)

ワークシート ⑯ 学習上の課題をもつ学生のアセスメント項目

- [ ] 妨げ（要因）になっていることは何か
- [ ] 何がストレッサーになっているか、それをどう考え、対処しているか
- [ ] 周囲からのサポートをどのように受けとめているか
- [ ] これからどのように行動（努力）しようと思っているか
- [ ] その課題をうまくやる自信がどれくらいあるか

(H.A. Format-22)

ワークシート ⑰ 臨地実習指導振り返りチェックリスト

- [ ] 実習生の不安や緊張を考慮した指導をしたか
- [ ] 指導者として適切な指導・助言ができたか
- [ ] 患者の安全確保に留意して指導したか
- [ ] 気持ちよく実習ができるよう、どの学生にも配慮したか
- [ ] 体験の機会を平等に設定できたか
- [ ] 実習行動計画や実習記録へのアドバイスは適切であったか
- [ ] 評価を適正にできたか
- [ ] 学校の看護教員と連携をとりながら指導したか
- [ ] 事前の指導計画や準備は適切であったか
- [ ] 臨地実習指導者としての自分の課題は何かを考えたか

(H.A. Format-23)

記載日：　　　年　　月　　日
実習名：

指導者氏名（　　　　　　　　　）

カテゴリー			評　価　内　容	
実習前	1 学生のレディネスを高める	1	学内技術演習の必要性を説明し、確認した。	4 3 2 1
		2	事前学習課題を提示した。	4 3 2 1
		3	実習における礼節（挨拶・言葉づかい・態度）の重要性を説明した。	4 3 2 1
	2 実習教育の準備をする	1	実習前に学生の行動や思考の傾向など、特徴を把握した。	4 3 2 1
		2	実習指導計画を作成し、実習場の指導者と調整を図った。	4 3 2 1
		3	実習概要、事前準備等のオリエンテーションを実施した。	4 3 2 1
実習中	3 実習展開円滑化に向けた環境の調整	1	臨地実習指導者と指導方針や役割分担等の打ち合わせをした。	4 3 2 1
		2	臨地実習指導者と連携をとりながら指導した。	4 3 2 1
		3	対象者、関係スタッフと円滑な人間関係を形成しながら指導した。	4 3 2 1
		4	学生が相談しやすい雰囲気づくりをした。	4 3 2 1
		5	学生の使用する物品の調達・調整をした。	4 3 2 1
	4 実習目標達成のための学生指導と評価	1）人間関係 1	対象者－学生間の人間関係形成状況に留意し、必要時介入した。	4 3 2 1
		2	学生間の人間関係形成状況に留意し、必要時介入した。	4 3 2 1
		3	臨地実習指導者－学生間の人間関係形成状況に留意し、必要時介入した。	4 3 2 1
		2）看護過程 1	情報収集の仕方、優先度などについてアドバイスした。	4 3 2 1
		2	よりよい援助ができるように学生に文献活用を勧めた。	4 3 2 1
		3	実習計画立案の指導をした。	4 3 2 1
		4	対象者の看護に関して計画・実施・評価・次への発展の一連について指導した。	4 3 2 1
		5	既習の知識・技術・理論的内容等を実習の場で適用するよう働きかけた。	4 3 2 1
		6	対象者の状態に応じた看護技術を実施できるよう指導した。	4 3 2 1
		7	必要時ケア方法の手本を学生に示した。	4 3 2 1
		8	学生が新しい状況や今までと異なった状況に遭遇したときには方向づけをした。	4 3 2 1
		9	学生の進行状況を把握し、困っていることや悩みに対処した。	4 3 2 1
		10	実習記録物の内容について適切なアドバイスをした。	4 3 2 1
		11	実習の中間で臨地実習指導者と学生の形成的評価をし、フォロー対策を検討した。	4 3 2 1
		3）学習の深化 1	学生の体験を教材として活用し、看護に関する認識が深化するように指導した。 ①学生の体験に対する看護の意味づけ ②対象者の理解の重要性 ③対象者の個別性に応じた看護実践の重要性、その方法	4 3 2 1
		2	対象者の状況に応じたよりよいケアの工夫について指導した。	4 3 2 1
		4）責任 1	ケア実施に関して必要物品の準備・実施・後片づけまでの一連の行為が的確であるか確認した。	4 3 2 1
		2	対象者の安全確保、感染防止等に対する責任について、つねに学生に働きかけた。	4 3 2 1
		3	学生の体調・健康状態を把握し、手洗い、含嗽、早期受診等をアドバイスした。	4 3 2 1

実習中	5	看護の質保証に向けた学生の受け持ち患者に対する看護実践	1	学生の実習対象者とのよい人間関係を形成し、必要時、ケアの補足ができる関係づくりをした。	4 3 2 1
			2	学生の看護行為が対象者の安全・安楽・自立等を阻害する恐れがある場合に、適宜、学生に協力し支援した。	4 3 2 1
			3	学生の看護行為が効率よく進むように協力し、支援した。	4 3 2 1
	6	実習目標達成のための学習継続に向けた学生への支援 ①緊張・不安の緩和②学びを促進・深めるための技法	1	学生の緊張や不安を和らげるように心がけた。	4 3 2 1
			2	学生に思いやりのある態度でかかわった。	4 3 2 1
			3	どの学生にも平等に接した。	4 3 2 1
			4	実習中の学生の情緒・心理状況、学習状況等に留意し、個別性を考慮した指導をした。	4 3 2 1
			5	実習経過に伴う進歩状況を学生自身が評価をし、課題を見いだすよう指導した。	4 3 2 1
			6	学生のやる気を高めるために、できた部分をほめたり、努力を認めるようにかかわった。	4 3 2 1
			7	学生が新しい体験ができるような機会をつくった。	4 3 2 1
			8	必要時、学生と個別面接をした。	4 3 2 1
	7	複雑な実習環境での教員役割達成に向けた配慮	1	学生の実習による実習場の業務、保健・治療活動の停滞を防ぐように配慮した。	4 3 2 1
			2	学生が円滑に指導を受けられるように時間・場等の調整をした。	4 3 2 1
			3	学生が円滑に指導を受けられるように、言葉づかい・態度・タイミング等へのアドバイスをした。	4 3 2 1
	8	学習活動や行動の自立性を高めるかかわり	1	学生が自ら考えて主体的に実習できるように学生の考えを尊重したかかわりをした。	4 3 2 1
			2	自己教育力を高めるはたらきかけをした（調べ方・学習法）。	4 3 2 1
			3	状況や場をふまえた適切な行動へのアドバイスをした。	4 3 2 1
実習後	9	目標到達度・満足度評価	1	面接・グループワーク等をとおし、実習で得られたことや満足度・課題を把握した。	4 3 2 1
			2	臨地実習指導者と学生の最終評価について検討した。	4 3 2 1
			3	実習終了後に各自の達成状況と今後の課題を確認した。	4 3 2 1
			4	実習記録物を点検し、評価に活用した。	4 3 2 1

メモ欄（事前に立案した実習指導計画の問題点、学生の到達度等）

評　定　　４：大いにあてはまる　　３：あてはまる　　２：あまりあてはまらない　　１：まったくあてはまらない

索引

資料ダウンロード方法

本書の資料は、WEBページからダウンロードすることができます。以下の手順でアクセスしてください。

■メディカID（旧メディカパスポート）未登録の場合

メディカ出版コンテンツサービスサイト「ログイン」ページにアクセスし、「初めての方」から会員登録（無料）を行った後、下記の手順にお進みください。

https://database.medica.co.jp/login/

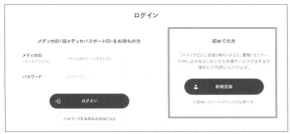

■メディカID（旧メディカパスポート）ご登録済の場合

①メディカ出版コンテンツサービスサイト「マイページ」にアクセスし、メディカIDでログイン後、下記のロック解除キーを入力し「送信」ボタンを押してください。

https://database.medica.co.jp/mypage/

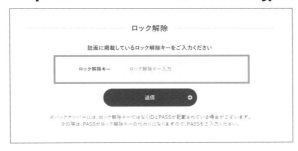

②送信すると、「ロックが解除されました」と表示が出ます。「ファイル」ボタンを押して、一覧表示へ移動してください。

③ダウンロードしたい資料のサムネイルを押すと「ダウンロード」ボタンが表示され、資料のダウンロードが可能になります。

ロック解除キー　Rintiwsheet

<著者略歴>

足立はるゑ（あだち・はるえ）

厚生省看護研修研究センター幹部看護教員養成課程修了
中部大学大学院経営情報学研究科修了（経営学修士）
岐阜大学大学院医学研究科研究生満期修了（医学博士）

臨床看護師、看護専門学校専任教員、市民病院副看護部長を経て、
1997年　藤田保健衛生大学衛生学部衛生看護学科基礎看護学教授
　　　　以後愛知を中心に大学にて看護教育に従事
2018～2022年3月　修文大学看護学部看護学科教授

日本看護科学学会代議員
日本看護管理学会評議員
日本看護学教育学会評議員
日本看護医療学会専任査読委員

堀井直子（ほりい・なおこ）

厚生省看護研修研究センター幹部看護教員養成課程修了
名古屋大学大学院医学系研究科博士後期課程満期退学（看護学博士）

臨床看護師、看護専門学校専任教員を経て、
2005年　中部大学生命健康科学研究所准教授
2006年　中部大学生命健康科学部保健看護学科成人看護学准教授
2013年　中部大学生命健康科学部保健看護学科在宅看護学教授
　　　　（現職）

名古屋市臨地実習指導者講習会講師
愛知県看護教員養成講習会 在宅看護論演習講師
日本看護医療学会査読委員
愛知県下の病院看護部主催の臨地実習指導講師
愛知県下の病院看護部主催の看護研究講師

かいてい　はん　りんち じっしゅうしどう　　　　　　　　　　　　　　　　　しどう ひょうか
改訂2版 臨地実習指導サポートブックーワークシートで指導と評価がラクラクできる！

2011年3月15日発行　第1版第1刷
2020年7月20日発行　第1版第9刷
2022年12月10日発行　第2版第1刷

　　　　　　　　　あ だち　　　　　　　　　ほり い なお こ
著　者　足立 はるゑ・堀井 直子
発行者　長谷川 翔
発行所　株式会社メディカ出版
　　　　〒532-8588
　　　　大阪市淀川区宮原3-4-30
　　　　ニッセイ新大阪ビル16F
　　　　https://www.medica.co.jp/
編集担当　猪俣久人
装　幀　株式会社イオック
イラスト　ニガキ恵子
組　版　株式会社明昌堂
印刷・製本　日経印刷株式会社

ISBN978-4-8404-8135-9　　　　　　　　　　　　　　　　Printed and bound in Japan

当社出版物に関する各種お問い合わせ先（受付時間：平日9：00～17：00）
●編集内容については、編集局 06-6398-5048
●ご注文・不良品（乱丁・落丁）については、お客様センター 0120-276-115